国家卫生和计划生育委员会"十二五"规划教材

全国中等卫生职业教育教材

供助产专业用　　　　　　　　第3版

遗传与优生

主　编　邓鼎森　于全勇

副主编　田廷科　杨全凤　张金来

编　者（以姓氏笔画为序）

于全勇（山东省莱阳卫生学校）

邓鼎森（江西省赣州卫生学校）

田廷科（河南省濮阳市卫生学校）

杨全凤（辽宁省本溪市卫生学校）

张金来（内蒙古呼伦贝尔市卫生学校）

赵文忠（河南省郑州市卫生学校）

奚义宁（广东省茂名卫生学校）

赖德慧（江西省赣州卫生学校）

廖林楠（黑龙江护理高等专科学校）

人民卫生出版社

图书在版编目（CIP）数据

遗传与优生 / 邓鼎森，于全勇主编. —3 版. —北京：人民卫生出版社，2015

ISBN 978-7-117-20635-8

Ⅰ. ①遗⋯　Ⅱ. ①邓⋯②于⋯　Ⅲ. ①医学遗传学－中等专业学校－教材②优生学－中等专业学校－教材　Ⅳ. ①R394②R169.1

中国版本图书馆 CIP 数据核字（2015）第 085842 号

人卫社官网　www.pmph.com	出版物查询，在线购书
人卫医学网　www.ipmph.com	医学考试辅导，医学数据库服务，医学教育资源，大众健康资讯

遗传与优生
第 3 版

主　　编：邓鼎森　于全勇
出版发行：人民卫生出版社（中继线 010-59780011）
地　　址：北京市朝阳区潘家园南里 19 号
邮　　编：100021
E - mail：pmph @ pmph.com
购书热线：010-59787592　010-59787584　010-65264830
印　　刷：廊坊一二〇六印刷厂
经　　销：新华书店
开　　本：787 × 1092　1/16　印张：10
字　　数：250 千字
版　　次：2002 年 6 月第 1 版　2015 年 6 月第 3 版
　　　　　2023 年 2 月第 3 版第 11 次印刷（总第 38 次印刷）
标准书号：ISBN 978-7-117-20635-8/R・20636
定　　价：19.00 元
打击盗版举报电话：010-59787491　E-mail：WQ @ pmph.com
（凡属印装质量问题请与本社市场营销中心联系退换）

出 版 说 明

　　为全面贯彻党的十八大和十八届三中、四中全会精神,依据《国务院关于加快发展现代职业教育的决定》要求,更好地服务于现代卫生职业教育快速发展的需要,适应卫生事业改革发展对医药卫生职业人才的需求,贯彻《医药卫生中长期人才发展规划(2011—2020 年)》《现代职业教育体系建设规划(2014—2020 年)》文件精神,人民卫生出版社在教育部、国家卫生和计划生育委员会的领导和支持下,按照教育部颁布的《中等职业学校专业教学标准(试行)》医药卫生类(第一辑)(简称《标准》),由全国卫生职业教育教学指导委员会(简称卫生行指委)直接指导,经过广泛的调研论证,启动了全国中等卫生职业教育第三轮规划教材修订工作。

　　本轮规划教材修订的原则:①明确人才培养目标。按照《标准》要求,本轮规划教材坚持立德树人,培养职业素养与专业知识、专业技能并重,德智体美全面发展的技能型卫生专门人才。②强化教材体系建设。紧扣《标准》,各专业设置公共基础课(含公共选修课)、专业技能课(含专业核心课、专业方向课、专业选修课);同时,结合专业岗位与执业资格考试需要,充实完善课程与教材体系,使之更加符合现代职业教育体系发展的需要。在此基础上,组织制订了各专业课程教学大纲并附于教材中,方便教学参考。③贯彻现代职教理念。体现"以就业为导向,以能力为本位,以发展技能为核心"的职教理念。理论知识强调"必需、够用";突出技能培养,提倡"做中学、学中做"的理实一体化思想,在教材中编入实训(实践)指导。④重视传统融合创新。人民卫生出版社医药卫生规划教材经过长时间的实践与积累,其中的优良传统在本轮修订中得到了很好的传承。在广泛调研的基础上,修订教材与新编教材在整体上实现了高度融合与衔接。在教材编写中,产教融合、校企合作理念得到了充分贯彻。⑤突出行业规划特性。本轮修订紧紧依靠卫生行指委,充分发挥行业机构与专家对教材的宏观规划与评审把关作用,体现了国家规划教材一贯的标准性、权威性、规范性。⑥提升服务教学能力。本轮教材修订,在主教材中设置了一系列服务教学的拓展模块;此外,教材立体化建设水平进一步提高,根据专业需要开发了配套教材、网络增值服务等,大量与课程相关的内容围绕教材形成便捷的在线数字化教学资源包,为教师提供教学素材支撑,为学生提供学习资源服务,教材的教学服务能力明显增强。

　　人民卫生出版社作为国家规划教材出版基地,获得了教育部中等职业教育专业技能课教材选题立项 24 个专业的立项选题资格。本轮首批启动了护理、助产、农村医学、药剂、制药技术专业教材修订,其他中职相关专业教材也将根据《标准》颁布情况陆续启动修订。

全国卫生职业教育教学指导委员会

全国中等卫生职业教育"十二五"规划教材目录

护理、助产专业

序号	教材名称	版次	课程类别	所供专业	配套教材
1	解剖学基础 *	3	专业核心课	护理、助产	√
2	生理学基础 *	3	专业核心课	护理、助产	
3	药物学基础 *	3	专业核心课	护理、助产	√
4	护理学基础 *	3	专业核心课	护理、助产	√
5	健康评估 *	2	专业核心课	护理、助产	√
6	内科护理 *	3	专业核心课	护理、助产	√
7	外科护理 *	3	专业核心课	护理、助产	√
8	妇产科护理 *	3	专业核心课	护理、助产	√
9	儿科护理 *	3	专业核心课	护理、助产	√
10	老年护理 *	3	老年护理方向	护理、助产	√
11	老年保健	1	老年护理方向	护理、助产	
12	急救护理技术	3	急救护理方向	护理、助产	√
13	重症监护技术	2	急救护理方向	护理、助产	
14	社区护理	3	社区护理方向	护理、助产	√
15	健康教育	1	社区护理方向	护理、助产	
16	解剖学基础 *	3	专业核心课	助产、护理	√
17	生理学基础 *	3	专业核心课	助产、护理	√
18	药物学基础 *	3	专业核心课	助产、护理	√
19	基础护理 *	3	专业核心课	助产、护理	√
20	健康评估 *	2	专业核心课	助产、护理	√
21	母婴护理 *	1	专业核心课	助产、护理	√

续表

序号	教材名称	版次	课程类别	所供专业	配套教材
22	儿童护理 *	1	专业核心课	助产、护理	√
23	成人护理（上册）—内外科护理 *	1	专业核心课	助产、护理	√
24	成人护理（下册）—妇科护理 *	1	专业核心课	助产、护理	√
25	产科学基础 *	3	专业核心课	助产	√
26	助产技术 *	1	专业核心课	助产	√
27	母婴保健	3	母婴保健方向	助产	√
28	遗传与优生	3	母婴保健方向	助产	
29	病理学基础	3	专业技能课	护理、助产	√
30	病原生物与免疫学基础	3	专业技能课	护理、助产	√
31	生物化学基础	3	专业技能课	护理、助产	
32	心理与精神护理	3	专业技能课	护理、助产	
33	护理技术综合实训	2	专业技能课	护理、助产	√
34	护理礼仪	3	专业技能课	护理、助产	
35	人际沟通	3	专业技能课	护理、助产	
36	中医护理	3	专业技能课	护理、助产	
37	五官科护理	3	专业技能课	护理、助产	√
38	营养与膳食	3	专业技能课	护理、助产	
39	护士人文修养	1	专业技能课	护理、助产	
40	护理伦理	1	专业技能课	护理、助产	
41	卫生法律法规	3	专业技能课	护理、助产	
42	护理管理基础	1	专业技能课	护理、助产	

农村医学专业

序号	教材名称	版次	课程类别	配套教材
1	解剖学基础 *	1	专业核心课	
2	生理学基础 *	1	专业核心课	
3	药理学基础 *	1	专业核心课	
4	诊断学基础 *	1	专业核心课	
5	内科疾病防治 *	1	专业核心课	
6	外科疾病防治 *	1	专业核心课	
7	妇产科疾病防治 *	1	专业核心课	
8	儿科疾病防治 *	1	专业核心课	
9	公共卫生学基础 *	1	专业核心课	
10	急救医学基础 *	1	专业核心课	
11	康复医学基础 *	1	专业核心课	
12	病原生物与免疫学基础	1	专业技能课	
13	病理学基础	1	专业技能课	
14	中医药学基础	1	专业技能课	
15	针灸推拿技术	1	专业技能课	
16	常用护理技术	1	专业技能课	
17	农村常用医疗实践技能实训	1	专业技能课	
18	精神病学基础	1	专业技能课	
19	实用卫生法规	1	专业技能课	
20	五官科疾病防治	1	专业技能课	
21	医学心理学基础	1	专业技能课	
22	生物化学基础	1	专业技能课	
23	医学伦理学基础	1	专业技能课	
24	传染病防治	1	专业技能课	

药剂、制药技术专业

序号	教材名称	版次	课程类别	配套教材
1	基础化学 *	1	专业核心课	
2	微生物基础 *	1	专业核心课	
3	实用医学基础 *	1	专业核心课	
4	药事法规 *	1	专业核心课	
5	药物分析技术 *	1	专业核心课	
6	药物制剂技术 *	1	专业技能课	
7	药物化学 *	1	专业技能课	
8	会计基础	1	专业技能课	
9	临床医学概要	1	专业技能课	
10	人体解剖生理学基础	1	专业技能课	
11	天然药物学基础	1	专业技能课	
12	天然药物化学基础	1	专业技能课	
13	药品储存与养护技术	1	专业技能课	
14	中医药基础	1	专业核心课	
15	药店零售与服务技术	1	专业技能课	
16	医药市场营销技术	1	专业技能课	
17	药品调剂技术	1	专业技能课	
18	医院药学概要	1	专业技能课	
19	医药商品基础	1	专业核心课	
20	药理学	1	专业技能课	

注：1. * 为"十二五"职业教育国家规划教材。
　　2. 全套教材配有网络增值服务。

助产专业编写说明

根据教育部的统一部署，全国卫生职业教育教学指导委员会组织全国百余所中等卫生职业教育相关院校，进行了全面、深入、细致的助产专业岗位、教育调查研究工作，制订了助产专业教学标准。标准颁布后，全国卫生行指委全力支持人民卫生出版社规划并出版助产专业国家级规划教材。

本轮教材的特点是：①体现以学生为主体、"三基五性"的教材建设与服务理念。注重融传授知识、培养能力、提高素质为一体，重视培养学生的创新、获取信息及终身学习的能力，注重对学生人文素质的培养，突出教材的启发性。②满足中等卫生职业教育助产专业的培养目标要求。坚持立德树人，面向医疗和妇幼保健等机构，培养从事临床助产和母婴护理保健等工作，德智体美全面发展的技能型卫生专业人才。③有机衔接高职高专助产专业教材。在深入研究人卫版三年制高职高专助产专业规划教材的基础上确定了本轮教材的内容及结构，为建立中高职衔接的立交桥奠定基础。④凸显助产专业的特色。反映科学的孕娩理念，体现助产专业价值，教材内容与工作岗位需求紧密衔接。⑤把握修订与新编的区别。本轮教材是在"十一五"规划教材基础上的完善，因此继承了上版教材的体系和优点，同时注入了新的教材编写理念、创新教材编写结构、更新陈旧的教材内容。⑥整体优化。本套教材注重不同层次之间、不同教材之间的衔接；同时明确整体规划，要求各教材每章或节设"学习目标""工作情景与任务"模块，章末设"思考题或护考模拟"模块，全书末附该课程的实践指导、教学大纲、参考文献等必要的辅助内容。⑦凸显课程个性。各教材根据课程特点选择性地设置"病案分析""知识窗""课堂讨论""边学边练"等模块，50学时以上课程编写特色鲜明的配套学习辅导教材。⑧立体化建设。全套教材创新性地编制了网络增值服务内容，每本教材可凭封底的唯一识别码进入人卫网教育频道（edu.ipmph.com）得到与该课程相关的大量的图片、教学课件、视频、同步练习、推荐阅读等资源，为学生学习和教师教学提供强有力的支撑。⑨与护士执业资格考试紧密接轨。教材内容涵盖所有执业护士考点，且通过章末护考模拟或配套教材的大量习题帮助学生掌握执业护士考试的考点，提高学习效率和效果。

助产专业教材共27种，其中4种仅供助产专业用，其他教材供助产、护理专业共用。全套教材将由人民卫生出版社于2015年7月前分两批出版，供全国各中等卫生职业院校使用。

前　言

　　遗传与优生是中等卫生职业教育助产专业母婴保健方向的一门重要的专业技能课程，主要任务是培养学生掌握助产工作，尤其是母婴保健工作所必备的关于遗传与优生的基本理论、基本知识和基本技能。

　　在教材编写过程中，我们始终坚持立德树人，以科学发展观为指导，以服务为宗旨，以就业为导向，遵循技术技能人才成长规律；围绕助产专业培养目标，力争体现中等职业教育特点和助产专业特点，力争贴近学生、贴近母婴保健岗位需求；突出思想性、科学性、先进性、启发性和适应性。

　　本教材的主要内容包括医学遗传学基本知识，遗传的基本规律，遗传病的发病机制与传递方式、主要临床表现与特点，遗传病的诊断、治疗与预防；优生学的理论，应用于优生学的辅助生殖技术，影响优生的非遗传因素，实现优生的重要途径——出生缺陷干预。力争将医学遗传学与优生学有机融合在一起。教材中"工作情景与任务""知识窗""历史长廊""案例分析"等内容的设置，为学生提供讨论、探索、合作学习的机会，以培养学生"学会学习""终身学习"的能力，达到传授知识、培养能力、提高素质为一体的目标。

　　本教材在全国中等卫生职业教育卫生部"十一五"规划教材《遗传与优生学基础》第2版的基础上修订而成。在此，对周德华主编和各位编者表示感谢！本教材参考并吸收了许多同行的经验和成果，在此致以诚挚的谢意！同时，感谢江西省赣州卫生学校刘鹏博士为本教材审稿付出的辛勤劳动。

　　鉴于作者的水平有限，对于书中的不足之处，敬请使用本教材的师生们及其他读者批评指正。

邓鼎森　于全勇

2015 年 3 月

第一章 绪 论

 学习目标

1. 掌握医学遗传学、优生学的概念。
2. 熟悉医学遗传学研究方法和现代优生学的研究范围。
3. 了解医学遗传学的研究范围、优生学的发展简史和辅助生殖技术。
4. 具有良好的职业素养、求真务实的科学态度、勤奋学习的学习习惯，为母婴保健工作打好基础。

生一个健康聪明的孩子是天底下父母的共同心愿，是关系到家庭幸福、民族昌盛、国家富强的大事。在影响优生的诸多因素中，遗传是重要因素之一。亲代的遗传特性通过遗传物质传递给子代，使子代获得或优或劣的性状。医学遗传学是与人口素质密切相关的一门学科，是优生学的基础，始终与优生有着不解之缘。没有医学遗传学就没有优生学，而优生学又是推动医学遗传学发展的原动力。掌握和运用医学遗传学与优生学的理论和技术，是助产专业学生必备的职业素质。

第一节 医学遗传学概述

一、医学遗传学的概念

遗传和变异现象在生物界是普遍存在的，它是生物的基本特征之一。中国有这样的古谚语："种瓜得瓜，种豆得豆"，这说明生物具有遗传现象；中国古谚语还说："一母生九子，九子各不同，连母十个样"，这又说明生物具有变异现象。在一个家庭中，子女的外貌、肤色等总是像父母，这种生物体子代和亲代相似的现象称为遗传。然而，子女尽管像父母，又总与父母有所区别，这种生物体子代与亲代之间、子代个体之间存在差异的现象称为变异。研究生物体遗传与变异现象本质和规律的科学称为遗传学。人类对遗传与变异本质和规律的研究，是为了将研究成果应用于生产实践，能动地改造生物，更好地为人类造福。专门研究人类遗传与变异本质和规律的科学称为人类遗传学。医学遗传学是人类遗传学中一门重要的分支学科。

医学遗传学（medical genetics）侧重于研究人类疾病与遗传的关系，主要研究遗传病的发病机制、传递规律、再发风险、诊断、治疗和预防等，以降低遗传病在人群中的发生率，提高人类的健康水平。医学遗传学也可以说是一门由遗传病这一组带把遗传学和医学结合起来的边缘学科。

二、医学遗传学的研究范围

随着医学科学和生命科学的发展，人类逐步从分子、细胞、个体和群体等不同层次去探讨医学遗传学的各种问题，使其得以迅速发展，其研究范围逐渐拓展，已形成了一门由多个分支学科构成的综合学科。

1. 细胞遗传学 用形态学的方法，研究人类染色体的结构、畸变类型、畸变发生机制和频率及其与疾病的关系。

2. 生化遗传学 用生物化学方法研究人类基因的表达与蛋白质（酶）的合成，基因突变所致蛋白质（酶）合成异常与疾病的关系，阐明分子病和遗传性代谢缺陷的发生机制。

3. 分子遗传学 用现代分子生物学技术从基因的结构、突变、表达和调控等方面研究遗传病的分子改变，为遗传病的基因诊断、基因治疗等提供新的策略和手段。

4. 肿瘤遗传学 研究肿瘤发生、发展的遗传因素，肿瘤细胞形成、发展和转移的遗传规律，为阐明肿瘤的发生机制及诊断、治疗和预防提供科学依据。

5. 药物遗传学 主要研究药物代谢的遗传差异和不同个体对药物反应的遗传基础。可指导临床用药，减少药物不良反应。

6. 其他分科 医学遗传学还包括优生学、群体遗传学、免疫遗传学、发育遗传学、行为遗传学等分科，这些学科从不同角度研究人类遗传与疾病的关系。

总之，医学遗传学的研究范围非常广泛，而且在现代医学中占有重要地位。近年来，蓬勃兴起人类基因组研究，有力推动了医学遗传学的发展，人们征服癌症、根治遗传病已不再是遥远的梦想。

三、医学遗传学的研究方法

在医学遗传学研究中，常应用如下研究方法，确定疾病是否与遗传因素有关。

1. 群体筛查法 采用高效、简便、准确的方法，对某一人群进行某种遗传病或性状的普查。这种普查需在一般人群和特定人群（如患者亲属）中进行，通过患者亲属发病率与一般人群发病率相比较，从而确定该病是否与遗传有关。如果此病与遗传有关，则患者亲属发病率应高于一般人群发病率。而且发病率还应表现为一级亲属＞二级亲属＞三级亲属＞一般人群。由于同一家族成员往往有相同或相似的生活环境，所以在确定某种疾病的亲属发病率是否较高时，应排除环境因素影响的可能性，应与家族中非血亲的发病率进行比较，这样才可得出初步结论。

2. 系谱分析法 是研究遗传病最常用的一种方法。在初步确认某种疾病可能为遗传病后，先对患者家族各成员的发病情况追踪调查，再用特定符号和格式绘制成反映家族各成员相互关系和发病情况的系谱图，然后按照孟德尔定律对各成员的表现型和基因型进行分析。通过系谱分析，往往可以确定某病是单基因病，还是多基因病；如果是单基因病可以确定具体的遗传方式；另外，系谱分析还可以用于遗传咨询中发病风险的估计、遗传病的诊断和产前诊断。

3. 双生子法 双生子是指一次娩出两个胎儿，俗称双胞胎。双生子分两种：一种称为单卵双生，另一种称为双卵双生。单卵双生（MZ）是受精卵在第一次卵裂时形成的两个子细胞各发育成一个胚胎，他（她）们的性别相同，遗传特性和表型特征也基本相同，外貌特征不易区分。双卵双生（DZ）是由两个卵子分别与精子受精而发育成两个胚胎，他（她）们性别不一定相同,遗传特征及表型仅有某些相似,而在其他性状上有较大差异。通过比较单卵双生和双卵双生某种疾病发病的一致性差异,来分析遗传因素和环境因素在疾病发生中各自作用的程度,可以估计该病是否有遗传基础。

除上述研究方法外,还有伴随性状研究、种族差异比较、疾病组分分析、动物模型等研究方法。

第二节 优生学概述

一、优生学的概念

所谓优生,就是生育健美的、在身体和智力上优质的后代。父母都希望自己的孩子既健壮又聪明,希望把自己身上最优良的遗传素质传递给后代,不希望不良的遗传素质传给子女。因此,优生是人类的共同愿望。

优生学(aristogenics)诞生于 19 世纪 80 年代,是在进化论和遗传学发展的基础上建立起来的。优生学是指应用医学遗传学的原理和方法,改善人类的遗传素质,防止出生缺陷,提高人口质量的一门学科。优生学有两个任务,其任务一是降低不良的遗传素质,二是增加优良的遗传素质。

二、优生学的分类

根据优生学的研究任务可分为正优生学(positive aristogenics)和负优生学(negative aristogenics)。

(一)正优生学

正优生学又称演进性优生学,主要研究如何增加群体中有利表型的基因频率,促进智力和体力上优秀个体的繁衍。除某些国家已在优生法中规定鼓励在体格和智力上优秀的个体生育更多的后代外,主要是使用人类生殖技术,包括人工授精、胚胎移植、重组 DNA 技术、克隆技术等。人工授精、胚胎移植已成功应用于临床实践,重组 DNA 技术和克隆技术还处于正在研究之中。正优生学由于涉及社会伦理、道德观念、法律行为和研究技术等诸多问题,这些技术的应用还需假以时日。

(二)负优生学

负优生学又称预防性优生学,主要研究如何降低群体中有害的基因频率,减少以至消除有严重遗传病和先天性缺陷的个体出生。负优生学的具体内容包括婚前检查和指导、妊娠早期保护、遗传咨询、产前诊断、围生期保健等,这是从选择配偶、结婚受孕到分娩,对整个生殖过程的科学监督。目前我国的优生工作主要以负优生学为主。

三、优生学发展简史

(一)古代的优生思想与实践

人类优生思想与实践的历史几乎和人类本身的历史同样悠久。在生产力低下的原始社会,会把生下来有严重畸形或残疾的婴儿处死或遗弃山谷,这实际上是一种不自觉的优生意识,它起到了限制疾病基因扩散和遗传性疾病蔓延的作用。在我国古代典籍《左传》中就有"男女同姓,其生不蕃"的记载。《礼记·内则》中指出"娶妻不娶同姓",这里的同姓应理解为较近的血缘关系，表明当时人们已认识到近亲结婚的危害。汉代文献中还有"有女不嫁消渴病（即现在的糖尿病）"的记载，说明前人对遗传病患者不宜结婚和生育的道理也有所认识。

在国外，古罗马曾颁布法规严令禁止表亲结婚，违者判罪，甚至处死。古犹太人法典中就有对多种亲属关系的男女不准结婚的记载，从而逐渐排除了直系血亲间的婚配。古希腊哲学家柏拉图（Plato）还曾指出择偶和生育年龄对后代的影响，认为父50岁、母40岁以上生的子女都不能留。另一位古希腊著名哲学家亚里士多德（Aristotle）也主张政府应干预婚姻制度，反对早婚，认为早婚所生婴儿发育不良，他还强调孕期健康。古斯巴达人甚至在其专门的法律中规定对过早、过晚和非法婚姻要严加处罚。规定低能的男女结婚要受刑罚，婴儿出世必须送交长老进行体检，对身体有缺陷、畸形、孱弱不健康者，丢弃在附近山庄的弃婴场，任其自毙。

这些历史事实，均体现出有关优生学的早期思想和措施，但由于科学水平的限制，在19世纪前还不能成为一门科学。然而，人们漫长的优生思想和实践，对近代优生学的形成是具有积极推动作用的。

（二）现代优生学的形成和发展

1883年，英国的人类遗传学家高尔顿（F.Galton）于首次提出优生学的概念，标志着优生学作为一门学科正式诞生。1900年，伦敦大学成立了第一个优生学研究所。1935年，许多国家制定了"绝育法"。当时，美国在数十所学院和大学开设了优生学课程，使优生学很快进入发展、繁荣时期。

20世纪50年代前后，生化遗传学和细胞遗传学出现了一系列重大进展，使优生学在理论和实践上有新的突破。1949年，鲍林（Pauling）首先指出镰状细胞贫血是分子病，1956年，英格兰姆（Ingram）阐明了镰状细胞贫血的分子机制，是血红蛋白上一个氨基酸的差异造成的。1953年，杰维斯（Jervis）证实，苯丙酮尿症是由于苯丙氨酸羟化酶缺陷引起。现在已经发现的遗传性代谢缺陷有数百种，其中1/3已经明确是哪种酶的缺陷。

1952年徐道觉建立了低渗制片技术，标志着人类染色体研究进入新阶段。1959年莱久因（Lejeune）证实21三体异常为唐氏综合征的发病原因，雅各布斯（Jacobs）等发现先天性睾丸发育不全患者性染色体为XXY。从此，染色体病的研究广泛开展。1970年，卡斯伯松（Casperason）等开创的人类染色体显带技术，使染色体分析更精确，是细胞遗传学的重大突破。此后，更多的染色体病不断被发现和报道。

开发于20世纪60年代、发展于70年代的遗传咨询和产前诊断技术，为优生学提供了切实可行的措施。1960年，里斯（Riis）等人揭开了用羊水检查胎儿遗传疾病的产前诊断新篇章。1967年，斯蒂尔（Steele）等用羊膜穿刺得到的胎儿脱落细胞离体培养获得成功，从而使染色体病的产前诊断成为现实。1972年，布洛克（Brock）等发现测定羊水上清液甲胎蛋白含量显著升高，可诊断脊柱裂、无脑儿等神经管缺陷。至20世纪70年代，人们把遗传咨询、产前诊断和选择性人工流产三者的结合称之为"新优生学"，表明优生学在技术上的一个全新发展。

遗传学及新技术的进一步发展，使优生措施更加有力准确。20世纪90年代启动的人类基因组全序列测定，有助于人们认识遗传病的发病机制。基因扩增技术、DNA测序自动化、基因芯片、转基因技术、干细胞移植技术等生物新技术的出现，为遗传病的基因诊断、基因治疗提供了行之有效的手段。超声诊断仪、胎儿镜等先进科技仪器应用于产前诊断，取得了显著成果，从而扩大了可诊断的胎儿疾病种类。高分辨显带技术，基因工程技术以及绒毛吸取和培养技术在产前诊断中的应用，为遗传病的产前诊断、宫内治疗开创了新纪元。人工授精、胚胎移植等辅助生殖技术的发展，为优生学注入了新的内容。现在，优生的目标不仅可以通过社会措施在社会群体水平上得以实现，而且还可以通过现代先进设备和医疗技术措施，在每对夫妇个体生育水平上实现，使育龄夫妇能够借助于医学知识和技术选择自身后代的遗传素质，也使得人口的优生在技术上更加准确可靠。

（三）我国优生学的发展

优生学传入我国是在 20 世纪 20 年代初，其早期代表人物是著名优生学家潘光旦先生。他于 1925—1926 年赴美国冷泉港攻读优生学，回国后致力于中国的优生学研究工作。在他的影响和倡导下，全国许多高等院校开设了优生学课程，对我国优生学的发展起到了推动作用。

新中国成立后，由于受苏联李森科的哲学和生物学的影响，把遗传学和优生学作为伪科学加以全盘否定，使之成为科学的禁区。自 20 世纪 60 年代开始，随着近代生物学的发展，我国在人类遗传学和医学遗传学方面的研究取得了新成果，如人类胚胎染色体组型的研究及血型、血红蛋白异常等方面的研究，都有相应的发展。十年动乱中优生学被视为资产阶级血统论，使这门科学无人问津，研究工作一度停止。

党的十一届三中全会以来，我国的优生工作开始走上正轨，尤其是我国提倡一对夫妇只生育一个孩子以来，控制人口数量，提高人口素质已成为我国人口政策的重要组成部分。1979 年，在第一次全国人类和医学遗传学学术论文报告会上，吴旻教授作了"关于优生学"的专题报告，优生学工作受到党和政府的重视。1984 年，召开了第一届全国优生科学讨论会，并制定了优生规范。之后，国家陆续颁布了《母婴保健法》《婚前保健工作规范》《孕前保健服务工作规范（试行）》《孕产期保健管理办法》《产前诊断技术管理办法》《新生儿疾病筛查管理办法》等一系列法规和技术规范，把优生学纳入国家科技发展规划，大力实施优生工程和开展出生缺陷防治。目前，我国优生学研究和优生工作已呈现勃勃生机。全国各省、市、县都先后成立了优生协会，有些部门创办了优生刊物，广泛宣传优生知识，并为计生部门提供咨询服务和业务指导；全国医疗保健系统已在某些大城市建立了遗传医学中心、出生缺陷监测中心、新生儿疾病筛查中心等优生机构。各级计划生育科研、技术指导站（所）普遍设立了优生研究和咨询服务机构。全国妇幼保健系统在加强常规孕产妇保健和儿童保健的基础上，针对性地开展了优生咨询、婚前检查、产前诊断、新生儿疾病筛查、患儿治疗康复等优生服务。可以相信，我国优生学的发展和优生工作者的努力，将会为提高全民族素质作出更大的贡献。

四、现代优生学的研究范围

现代优生学的研究范围在不断扩大，已成为一门综合性很强的发展中的学科，可划分为基础优生学、社会优生学、临床优生学和环境优生学 4 个领域。

（一）基础优生学

基础优生学（basic aristogenics）主要从生物科学和基础医学方面进行优生理论和技术的基础研究，探索导致出生缺陷的遗传因素、发生机制、防治方法和检测手段等。基础优生学偏重于生物学，以揭示优生和劣生的一般规律为主，主要为优生政策、优生立法和优生技术措施提供可靠的理论依据。

（二）社会优生学

社会优生学（social aristogenics）主要从社会科学的角度，把优生作为一项社会运动，进而研究人类实现优生的社会措施，旨在推动优生立法、贯彻优生政策、开展优生宣传教育，使优生工作群众化、社会化，从而达到提高人口素质，实现民族优生的社会目标。社会优生学偏重于社会学，以改变政策、法令、舆论、道德、教育、经济等人文环境为主。

（三）临床优生学

临床优生学（clinical aristogenics）主要从临床医学角度对优生有关的医疗措施进行研究。应用于优生的医疗措施包括婚前医学检查、孕前保健、遗传咨询、产前筛查与诊断、孕期保健、新生儿筛查等。临床优生学偏重于医学，以针对母体和胎儿的医疗预防技术措施为主。

（四）环境优生学

环境优生学（environmental aristogenics）主要研究环境与优生的关系，包括环境污染对生殖细胞和胚胎发育的影响、劳动环境条件与优生的关系等，以及如何采取措施消除有害物质对母体、胎儿及人类生殖健康的影响。环境优生学偏重于人类生态学和预防医学，以改善人类的生活环境为主。

遗传与优生相关网站

中国遗传网	www.chinagene.cn
中国遗传咨询网	www.gcnet.org.cn
在线人类孟德尔遗传	www.ncbi.nlm.nih.gov/omim
医学遗传学	medgen.genetics.utah.edu
人类基因突变数据库	www.hgmd.cf.ac.uk/ac/index.php
中国优生优育网	www.ysyyw.org
中国优生优育优教网	www.zgysyy.net
中国优生优育协会	www.ysyy.org
中国优生优育遗传与健康专家指导中心	www.zgysyy.org
中国优生科学协会网站	www.chbsa.org

第三节　应用于优生学的辅助生殖技术

辅助生殖技术是指采用医疗辅助手段使不育夫妇或患遗传病夫妇妊娠的技术，包括人工授精、胚胎移植及其衍生技术等。

一、精子库与人工授精

（一）精子库

精子库（sperm bank）又称精子银行，将精液采集后冷冻贮存在液氮罐内，精子能良好地贮藏很长时间，需要时可融化供人工授精。因在冷冻过程中淘汰了一些发育不良的精子，所以采用精子库提供的精液受孕分娩的婴儿，发生畸形的机会较少。

建立精子库可用于男性无精症或少精症，如先天性睾丸发育不全、双侧隐睾；男性在行输精管结扎术、睾丸肿瘤切除术之前，可取精液冷冻贮存，免去子女一旦夭折，不能再生育的后顾之忧；对接触放射线、有毒化学制剂等职业人员，预先冷冻贮存精液，当想妊娠时，再进行人工授精，亦利于后代优生；对有遗传性疾病的男性或有 Rh 因子（-）、ABO 血型不合等免疫问题者，亦可选用冷冻精子助孕；国外有些精子库专门收集体格健壮及高智商的精子，如诺贝尔奖金获得者、优秀运动员等人的精子，以备待用。

（二）人工授精

人工授精（artificial insemination）是指将男性的精液用人工的方法送入女性生殖道内，达到受精的目的。根据精液的来源，分为夫精人工授精和供精人工授精。

人工授精在遗传与优生学上有极其重要意义，可以使男性不育者获得后代，同时也可用于优生，如男方和（或）男方家族有不宜生育的严重遗传性疾病，母婴血型不合不能得到存活新生儿等，可通过供精人工授精获得健康孩子。目前随着技术水平的提高，还可以在对精子进行优选，使后代的遗传素质更好，这使人工授精在优生领域将发挥重要作用。

二、胚胎移植与植入前遗传学诊断

（一）胚胎移植

胚胎移植（embryo transfer）俗称试管婴儿，即应用腹腔镜将已成熟的卵子从腹腔取出，在体外与精子受精，当卵裂进行到 4～8 个细胞时，将幼胚移植到子宫内，让其着床发育成胎儿，以获得健康孩子。所用精子和 / 或卵子可来自夫妇双方，或由（她）他人提供。

1978 年 7 月，世界第一例"试管婴儿"在英国诞生。1988 年 3 月，我国第一例试管婴儿在北京大学第三医院诞生。试管婴儿主要适用于输卵管性不孕、排卵障碍、部分子宫内膜异位症患者、男性因素（男方少、弱精子症）、免疫性因素不孕及不明原因不孕等患者。有遗传缺陷的育龄夫妇，不论是否不育，都可采用人类辅助生殖技术的供精、供卵、供胚或胚胎移植前遗传学诊断等方法，切断导致遗传病发生的缺陷基因和异常染色体向后代传递，保证生育健康婴儿。

（二）植入前遗传学诊断

植入前遗传学诊断（preimplantation genetic diagnosis）是指在胚胎移植前，取部分细胞进行遗传学检查，从而判断这个胚胎是否患有遗传性疾病，从而避免遗传缺陷患儿的出生。该技术是辅助生殖技术的一部分，也是一项优生的根本措施。

目前，接受产前遗传学诊断技术所生的孩子可以避免几十种单基因遗传性疾病。通过产前诊断（绒毛活检、羊水穿刺）发现胎儿异常后，施行妊娠终止手术，不仅给孕妇的身体带来一定的损害，也给夫妇双方心理上带来巨大打击。因此，当体外受精的胚胎，经过移植前的遗传学诊断无遗传病后，再植入子宫，既可避免人工流产给孕妇带来的身心痛苦，又能避免遗传病患儿的出生。

本章小结

医学遗传学侧重于研究人类疾病与遗传的关系，主要研究遗传病的发病机制、传递规律、再发风险、诊断、治疗和预防等，以降低遗传病在人群中的发生率，提高人类的健康水平。医学遗传学的分支学科包括细胞遗传学、生化遗传学、分子遗传学、肿瘤遗传学、药物遗传学、优生学等，这些学科从不同角度研究人类遗传与疾病的关系。在

本章小结

医学遗传学研究中,常应用群体筛查法、系谱分析法、双生子法等研究方法,确定疾病是否与遗传因素有关。

优生学是指应用医学遗传学的原理和方法,改善人类的遗传素质,防止出生缺陷,提高人口质量的一门学科。根据优生学的研究任务可分为正优生学和负优生学。现代优生学的研究范围可划分为基础优生学、社会优生学、临床优生学和环境优生学4个领域。应用于优生学的辅助生殖技术主要包括精子库与人工授精、胚胎移植与植入前遗传学诊断。

(田廷科)

自测题

1. 医学遗传学的研究对象是（　　　）
   A. 遗传病　　　　　　　　B. 先天性疾病　　　　　　C. 家族性疾病
   D. 基因病　　　　　　　　E. 染色体病

2. 从基因的结构、突变、表达和调控等方面研究遗传病的分子改变,属于（　　　）
   A. 细胞遗传学　　　　　　B. 生化遗传学　　　　　　C. 分子遗传学
   D. 肿瘤遗传学　　　　　　E. 药物遗传学

3. 研究人类染色体的结构、数目、畸变及其与疾病的关系,属于（　　　）
   A. 细胞遗传学　　　　　　B. 免疫遗传学　　　　　　C. 药物遗传学
   D. 分子遗传学　　　　　　E. 发育遗传学

4. 用比较发病一致率的研究方法来估计某种疾病是否具有遗传基础,应采用（　　　）
   A. 群体调查法　　　　　　B. 系谱分析法　　　　　　C. 双生子法
   D. 染色体分析法　　　　　E. 伴随性状研究

5. 首次提出了优生学的概念的学者是（　　　）
   A. 道尔顿　　　　　　　　B. 达尔文　　　　　　　　C. 将有兴
   D. 潘光旦　　　　　　　　E. 孟德尔

6. 优生学的意义在于（　　　）
   A. 控制人口增长　　　　　　　　B. 提高人类健康水平
   C. 改善人类的遗传素质　　　　　D. 提高人类生活水平
   E. 延长人类寿命

7. 下面属于正优生学措施的是（　　　）
   A. 产前诊断　　　　　　　B. 胚胎移植　　　　　　　C. 婚前检查
   D. 孕期保健　　　　　　　E. 遗传咨询

8. 下面属于负优生学措施的是（　　　）
   A. 卵子赠送　　　　　　　B. 试管婴儿　　　　　　　C. 人工授精
   D. 产前诊断　　　　　　　E. 优选生育

9. 首次阐明镰状红细胞贫血症分子机制的是（　　）

A. 里斯　　　　　　　B. 英格兰姆　　　　　C. 杰维斯

D. 布洛克　　　　　　E. 鲍林

10. 下面属于临床优生学范畴的是（　　）

A. 产前筛查　　　　　　　B. 制定优生法规

C. 研究遗传病发病机制　　D. 开展优生宣教

E. 研究环境与优生的关系

第二章　遗传的物质基础

学习目标

1. 具有辩证唯物主义的生命观和整体观。
2. 掌握基因的概念、基因的结构特点及功能、核型的概念、X 染色质与 Y 染色质的概念、细胞周期的概念、配子发生的基本过程。
3. 熟悉 DNA 的化学组成、分子结构与功能、基因突变的特点、人类染色体的形态特征、有丝分裂各个时期的特点及意义、减数分裂各个时期的特点。
4. 学会非显带染色体核型分析方法。

生物体为什么能够保持子代与亲代相似的现象？经科学家们的不懈探索，发现其根本原因就在于细胞中存在着遗传物质。那么，这种遗传物质是什么？研究遗传物质的结构与功能，将有助于人们从分子水平了解和认识遗传的物质基础。

第一节　遗传的分子基础

科学家已证明，一切生物都含有核酸。核酸分两类，一类是脱氧核糖核酸（DNA），另一类是核糖核酸（RNA）。现在已有大量的事实证明，绝大多数生物的遗传物质是 DNA，只有极少数生物（如 RNA 病毒）的遗传物质是 RNA。

一、DNA 的化学组成、结构与功能

（一）DNA 的化学组成

DNA 是由许许多多脱氧核苷酸聚合而成的生物大分子。其基本组成单位是脱氧核苷酸。一个脱氧核苷酸由磷酸、脱氧核糖和碱基三部分组成。碱基有四种：腺嘌呤（A）、鸟嘌呤（G）、胞嘧啶（C）和胸腺嘧啶（T）。由于组成脱氧核苷酸的碱基只有 4 种，因此，组成 DNA 的脱氧核苷酸也只有 4 种：即腺嘌呤脱氧核苷酸（dAMP）、鸟嘌呤脱氧核苷酸（dGMP）、胞嘧啶脱氧核苷酸（dCMP）和胸腺嘧啶脱氧核苷酸（dTMP）（图 2-1）。

（二）DNA 的分子结构

1953 年，美国生物学家沃森（J.D.Watson）和英国物理学家（F.Crick）提出了 DNA 分子双螺旋结构模型，阐述了 DNA 分子的空间结构，该模型的主要内容是：① DNA 分子由两条走向相反的多脱氧核苷酸链构成。②两条多脱氧核苷酸链平行地围绕同一中心轴向右盘旋，形成右手双螺旋结构。③ DNA 分子中的磷酸和脱氧核糖交替连接，排列在双螺旋结

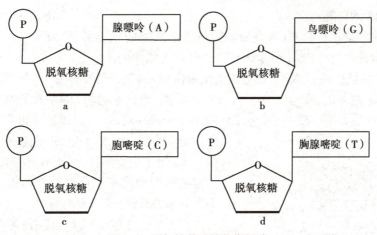

图2-1 脱氧核苷酸的化学组成

a. 腺嘌呤脱氧核苷酸；b. 鸟嘌呤脱氧核苷酸；c. 胞嘧啶脱氧核苷酸；
d. 胸腺嘧啶脱氧核苷酸。

构的外侧，构成 DNA 分子的基本骨架；碱基排列在双螺旋结构的内侧。④两条链上的碱基通过氢键连接成碱基对，并且碱基配对有一定规律：A 一定与 T 配对；G 一定与 C 配对（图2-2）。

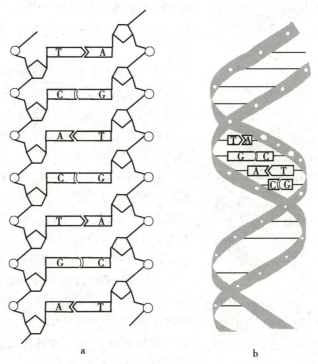

图2-2 DNA 分子结构模式图

a. 平面图；b. 立体结构。

DNA 分子中，碱基之间这种一一对应的关系称为碱基互补规律。根据这一规律，只要知道 DNA 分子中一条链的碱基顺序，就可推知另一条链的碱基顺序。

（三）DNA 的功能

DNA 是生物的遗传物质，其主要功能是储存、复制和转录遗传信息。

1. 储存遗传信息　DNA 分子为什么能储存大量的遗传信息？在 DNA 分子中，位于两条链外侧的是脱氧核糖和磷酸，它们彼此交替排列，从头到尾没有变化，不可能储存遗传信息；位于两条链内侧的是碱基，尽管只有 4 种碱基，但在不同的 DNA 分子中碱基对的排列顺序各不相同，假如某一段 DNA 分子含有 100 个碱基对，则该段碱基就可有 4^{100} 种不同的排列组合方式，所以 DNA 分子能够储存足够的遗传信息，决定生物各种性状的遗传信息就蕴藏在碱基对的排列顺序中。这也是人们通常用碱基排列顺序表示 DNA 分子的原因所在。

2. DNA 的复制　以亲代 DNA 分子的两条链为模板，合成子代 DNA 的过程称为 DNA 复制。DNA 复制时，首先利用细胞提供的能量，在解旋酶的作用下将两条螺旋的双链解开，然后分别以每一段母链为模板，在 DNA 聚合酶的作用下，以细胞中游离的 4 种脱氧核苷酸为原料，按碱基互补规律，各自合成与母链相互补的一段子链。随着模板链解旋过程的进行，新合成的子链也在不断延伸。同时，每条子链与其对应的模板链盘绕成双螺旋结构。这样，当复制结束时，原有的一个 DNA 分子就形成了两个完全相同的子代 DNA 分子。在新合成的子代 DNA 分子中，一条链是新合成的，另一条链是来自亲代的模板链，这种复制方式又称为半保留复制。这样，DNA 分子通过复制，将遗传信息从亲代传给了子代，从而保证了遗传信息的连续性（参见图 2-3）。

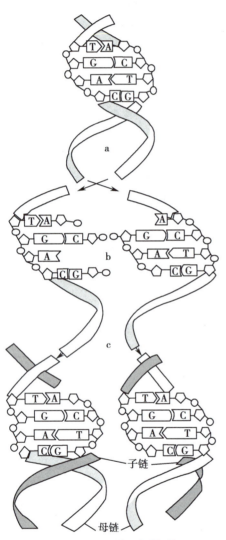

图 2-3　DNA 分子复制图解
a. 解旋；b. 以母链为模板进行碱基配对；
c. 形成两个新的 DNA 分子。

3. DNA 的转录　转录（DNA transcription）是指以 DNA 分子中的一条链为模板互补合成 RNA 的过程。转录时，DNA 的双链在酶的作用下局部解开，双链的碱基得以暴露，以其中的一条链为模板，以细胞中 4 种游离的核苷酸为原料，按碱基互补规律配对（模板链上的 A 与 U 配对，T 与 A 配对，G 与 C 配对，C 与 G 配对），在 RNA 聚合酶作用下，依次连接，形成一条 RNA 分子（图 2-4），DNA 重新恢复成双螺旋结构。经过转录产生的 RNA，经核孔由细胞核转移到细胞质中。

经转录产生的 RNA 一般为单链结构，比 DNA 链短。其基本组成单位是核苷酸，一个核苷酸也由三部分组成：磷酸、核糖和碱基。碱基也有四种，A、G、C 三种碱基与 DNA 相同，另一种与 DNA 不同，为尿嘧啶（U），所以组成 RNA 分子的核苷酸有四种：腺嘌呤核苷酸（AMP）、鸟嘌呤核苷酸（GMP）、胞嘧啶核苷酸（CMP）和尿嘧啶核苷酸（UMP）。根据功

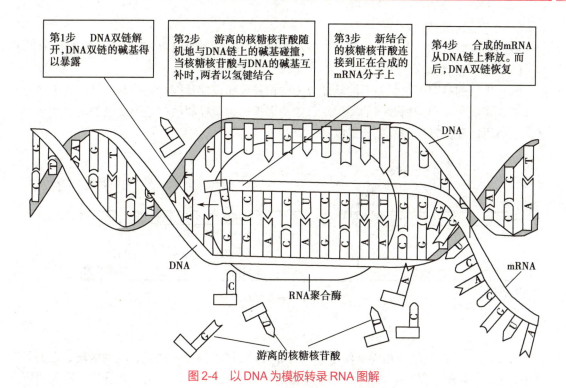

第1步 DNA双链解开,DNA双链的碱基得以暴露

第2步 游离的核糖核苷酸随机地与DNA链上的碱基碰撞,当核糖核苷酸与DNA的碱基互补时,两者以氢键结合

第3步 新结合的核糖核苷酸连接到正在合成的mRNA分子上

第4步 合成的mRNA从DNA链上释放。而后,DNA双链恢复

DNA

DNA

RNA聚合酶

mRNA

游离的核糖核苷酸

图2-4 以DNA为模板转录RNA图解

能的不同,可将 RNA 分为 3 种类型:信使 RNA(mRNA)、转运 RNA(tRNA)和核糖体 RNA(rRNA),这 3 种 RNA 均参与细胞中蛋白质的合成。

二、基因

课堂讨论

基因与 DNA 的关系

请看下面三个资料:

1. 大肠杆菌细胞的拟核有一个长约 4 700 000 碱基对组成的 DNA,研究证明,在这个 DNA 分子上分布着大约 4400 个基因。

2. 人类基因组计划测定了 22 条常染色体和 X、Y 两条性染色体上的 DNA 碱基序列,其中每条染色体上有一个 DNA 分子,这 24 个 DNA 分子中共含有 3.28×10^9 对碱基,而含有的基因数则只有 2.0 万～2.2 万个。

3. 有一种海蜇生长在太平洋西北部,该种海蜇能发绿色荧光。研究发现,其原因是海蜇的 DNA 分子上有一段长约 5170 个碱基对的片段,该片段就是绿色荧光蛋白基因。若将该基因转入到小鼠体内,在紫外线的照射下,该小鼠也能像海蜇一样发出绿色荧光。

讨论:(1)基因等同于 DNA 吗?

(2)基因与 DNA 可能是什么关系?

（一）基因的概念

现代遗传学认为，基因（gene）是具有某种特定遗传效应的 DNA 片段，是遗传的基本单位。

（二）基因的结构

真核生物的基因可按照基因的功能分为结构基因和调控基因。结构基因是指决定某种多肽链氨基酸种类和排列顺序的基因。调控基因指可调节控制结构基因活性的基因。结构基因由编码区和侧翼序列两部分组成（图 2-5）。

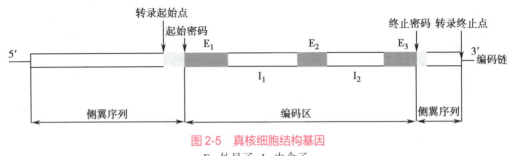

图 2-5　真核细胞结构基因
E. 外显子；I. 内含子。

1. 编码区　编码区是指能够转录相应的 mRNA，进而指导多肽链合成的区段。在编码区中，并非所有序列都有编码作用，而是一部分序列有编码作用，而另一部分序列则无编码作用，而且编码区中的编码序列往往被无编码作用的序列分割成若干段而呈不连续性，这样的基因称为断裂基因。有编码作用的 DNA 序列称为外显子；没有编码作用的 DNA 序列称为内含子。外显子与内含子相间排列。

2. 侧翼序列　侧翼序列是指在第一个外显子和最末一个外显子两侧的一段 DNA 序列。侧翼顺序虽然不能转录 mRNA，但对遗传信息的表达却有着非常重要的作用。

（三）基因的表达

基因表达（gene expression）是指将一个基因所携带的遗传信息转变成一条多肽链的过程。包括遗传信息的转录和翻译两个过程。

1. 遗传信息的转录　基因所携带的遗传信息是如何传递到细胞质中去的？科学研究表明，在 DNA 和蛋白质之间，还有一种中间物质充当信使，这就是 mRNA。通过转录，基因便将遗传信息原原本本地传给 mRNA。

2. 遗传信息的翻译　mRNA 合成后，便通过核孔进入细胞质中，进而指导蛋白质的合成。游离在细胞质中的各种氨基酸，就以 mRNA 为模板合成具有一定氨基酸排列顺序的多肽链，这一过程称为翻译（translation）。那么，mRNA 的碱基与氨基酸之间有着怎样的对应关系？实验证明，在 mRNA 中，每 3 个相邻碱基决定多肽链中的 1 种氨基酸，这 3 个碱基称为密码子。mRNA 中的 4 种碱基可以组成 4^3（64）种密码子，科学家将这 64 种密码子编制成下面的遗传密码表（表 2-1）。mRNA 进入细胞质后，就与蛋白质的"装配机器"——核糖体结合起来，形成蛋白质合成的"生产线"。有了"生产线"，还需要有"搬运工人"，才能生产产品。这个"搬运工人"就是 tRNA。tRNA 的种类很多，但是，每种 tRNA 只能识别和搬运 1 种氨基酸。tRNA 结构很特别，形状像三叶草的叶形（图 2-6）。其一端为氨基酸的结合部位，另一端为反密码环，其上有 3 个碱基与 mRNA 上的密码子有互补配对关系，这 3 个密码子称为反密码子。

表2-1 遗传密码表

第一碱基	第二碱基				第三碱基
（5′）	U	C	A	G	（3′）
U	UUU 苯丙氨酸	UCU 丝氨酸	UAU 酪氨酸	UGU 半胱氨酸	U
	UUC 苯丙氨酸	UCC 丝氨酸	UAC 酪氨酸	UGC 半胱氨酸	C
	UUA 亮氨酸	UCA 丝氨酸	UAA 终止信号	UGA 终止信号	A
	UUG 亮氨酸	UCG 丝氨酸	UAG 终止信号	UGG 色氨酸	G
C	CUU 亮氨酸	CCU 脯氨酸	CAU 组氨酸	CGU 精氨酸	U
	CUC 亮氨酸	CCC 脯氨酸	CAC 组氨酸	CGC 精氨酸	C
	CUA 亮氨酸	CCA 脯氨酸	CAA 谷氨酰胺	CGA 精氨酸	A
	CUG 亮氨酸	CCG 脯氨酸	CAG 谷氨酰胺	CGG 精氨酸	G
A	AUU 异亮氨酸	ACU 苏氨酸	AAU 天冬酰胺	AGU 丝氨酸	U
	AUC 异亮氨酸	ACC 苏氨酸	AAC 天冬酰胺	AGC 丝氨酸	C
	AUA 异亮氨酸	ACA 苏氨酸	AAA 赖氨酸	AGA 精氨酸	A
	AUG* 甲硫氨酸	ACG 苏氨酸	AAG 赖氨酸	AGG 精氨酸	G
G	GUU 缬氨酸	GCU 丙氨酸	GAU 天冬氨酸	GGU 甘氨酸	U
	GUC 缬氨酸	GCC 丙氨酸	GAC 天冬酰胺	GGC 甘氨酸	C
	GUA 缬氨酸	GCA 丙氨酸	GAA 谷氨酸	GGA 甘氨酸	A
	GUG 缬氨酸	GCG 丙氨酸	GAG 谷氨酸	GGG 甘氨酸	G

*：AUG 既为甲硫氨酸的遗传密码，又为起始信号

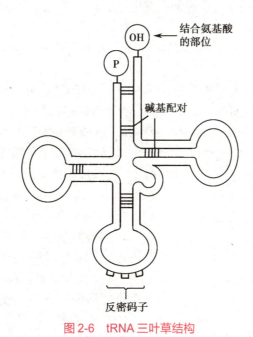

图2-6 tRNA 三叶草结构

翻译是一个复杂的过程，包括氨基酸的活化、肽链合成的起始、肽链延长、肽链合成的终止与释放等基本过程。多肽链合成后，便从"生产线"上脱离下来，经过一系列的加工步骤，最后盘曲折叠成具有特定空间结构和功能的蛋白质分子，开始在自己的"岗位"上履行细胞生命活动的相应职责。

三、基因突变

（一）基因突变的概念

基因突变（gene mutation）是指基因在分子结构上发生的碱基对的组成或排列顺序的改变。突变后产生的新基因称为突变基因。

基因突变普遍存在于生物界中，任何生物的基因都可能发生突变，它可以发生在个体发育的任何时期，可以发生在体细胞中，也可以发生在生殖细胞中，进而产生不同的遗传效应。

（二）基因突变的诱发因素

实验研究证明，有许多因素可以诱发基因突变，凡是能够诱发基因突变的内外环境因素称为诱变剂。概括起来，可分为物理因素、化学因素和生物因素三类。

1. 物理因素 在物理因素中，有 α 射线、β 射线、γ 射线、X 射线等电离射线，还有像紫外线这种不足以引起物质电离的非电离射线。无论是电离射线还是非电离射线都可能损伤细胞中的 DNA，引起基因突变并提高基因突变的频率。

2. 化学因素 在人类生存的环境中，有大量的化学物质，其中有药物、食品添加剂等，还有一些存在于大气和水中的污染物质以及化学工业物质等。这些化学物质中，有不少种类可以诱发基因突变，如亚硝酸、碱基类似物及吖啶类染料等。

3. 生物因素 近年来的研究发现，有些病毒如 SV_{40}、腺病毒、逆转录病毒等可诱发哺乳类基因突变。有的病毒基因组全部或一部分整合到宿主染色体上，从而在结构上引起基因突变；有的病毒可通过自身遗传信息的表达而引起突变；部分逆转录病毒，带有病毒癌基因，可引起包括人类在内的脊椎动物细胞发生癌变。

（三）基因突变的类型

根据基因中碱基对的变化情况，基因突变主要分为碱基置换突变、整码突变和移码突变等。

1. 碱基置换突变 碱基置换是指在基因中，一种碱基被另一种碱基替代的现象，由此引起的突变称为碱基置换突变。如果一种嘌呤碱（或嘧啶碱）被另一种嘌呤碱（或嘧啶碱）所取代，这种碱基置换称为转换。如果一种嘌呤碱（或嘧啶碱）被一种嘧啶碱（或嘌呤碱）所取代，这种碱基置换称为颠换（图2-7）。在碱基置换中，转换较颠换更为常见。碱基置换突变会导致蛋白质一级结构氨基酸组成的改变而影响蛋白质或酶的功能。

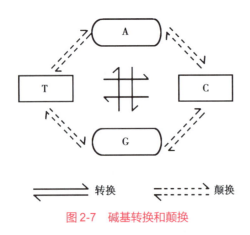

图2-7 碱基转换和颠换

2. 整码突变 如果在基因的碱基序列中插入或缺失1个或几个密码子，则合成的多肽链将增加或减少1个或几个氨基酸，但插入或缺失点前后的氨基酸顺序不变，这种突变称为整码突变。

3. 移码突变 如果在基因的碱基序列中插入或缺失1个或几个碱基对（但不是3个或3的倍数），则插入或缺失点及其以后的所有密码子发生读码框架移位，这种突变称为移码突变。

（四）基因突变产生的后果及其对人类的影响

基因对生物遗传性状的控制是通过控制特定多肽链的合成来实现的。因此，基因的稳定性决定了蛋白质（或酶）的稳定性。当决定某一多肽链的基因发生突变时，该基因中的碱基种类或排列顺序将发生改变，由该基因所决定的多肽链中氨基酸的种类或排列顺序也将发生相应改变，由此引起蛋白质（或酶）在质或量上发生变化，进而引起相应的疾病。如分子病和遗传性代谢缺陷都是因基因突变而引起。

第二节 人类染色体

　　与原核生物细胞相比，真核生物细胞中的 DNA 不是裸露的，而是与特殊的蛋白质组装在一起，形成一种在间期细胞核内易被碱性染料着色的物质，称为染色质（chromatin）。当细胞处于分裂期时，染色质便开始螺旋浓缩、变短变粗，形成在光学显微镜下清楚可见的棒状结构，称为染色体（chromosome）。因此，染色体是基因的载体，它负载着遗传信息在亲代与子代之间传递。

一、人类染色体的形态特征

　　人类染色体的形态结构，一般都以细胞有丝分裂中期的染色体为标准，因为此期的染色体最清楚，形态最为典型，称为中期染色体（图 2-8）。每一条中期染色体均含有两条染色单体，每一染色单体含一个 DNA 分子。由于这两条染色单体上的 DNA 是由同一个 DNA 分子复制后形成的，因此两条染色单体形态结构完全相同，彼此互称姐妹染色单体。两条染色单体通过一个着丝粒彼此相连接。着丝粒处内缢缩窄，称为主缢痕。着丝粒区是纺锤丝附着之处，与细胞分裂过程中染色体的运动密切相关。着丝粒将染色体划分为短臂（petid, p）和长臂（queue, q）。在短臂和长臂的末端分别有一特化部位，称为端粒，它是染色体臂末端必不可少的结构，对维持染色体形态结构的稳定性和完整性起重要作用。在某些染色体臂上存在内缢缩窄的部位，称为次缢痕。有些染色体的短臂末端有一球形小体称为随体。

　　由于每条染色体上着丝粒的位置是恒定的，因此可根据着丝粒在染色体上的位置不同，将人类染色体分为 3 种类型（图 2-9）：①中央着丝粒染色体：着丝粒位于染色体纵轴的 1/2～5/8 区段，染色体的长短两臂的长度接近。②亚中央着丝粒染色体：着丝粒位于染色体

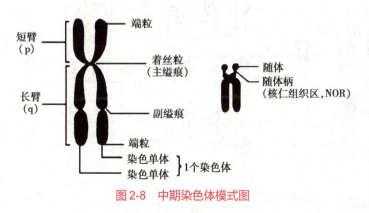

图 2-8　中期染色体模式图

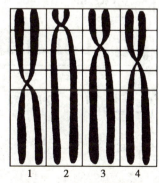

图 2-9　人类染色体的类型

1. 中央着丝粒染色体；2. 近端着丝粒染色体；3、4. 亚中央着丝粒染色体。

纵轴的 5/8～7/8 区段,染色体的长短两臂的长度明显不同。③近端着丝粒染色体:着丝粒位于染色体纵轴的 7/8～末端,短臂很短,且常在短臂的末端有一球形的随体。

二、人类染色体核型

(一)核型的概念

核型(karyotype)是指一个体细胞中期的全套染色体,按其大小、形态特征顺序排列所构成的图像。核型代表了生物体细胞的染色体组成。将这些染色体进行摄影、放大打印后,按国际上的统一规定对其进行分组、配对、排序,并进行染色体数目、形态结构特征分析,确定其是否与正常核型完全一致,这一过程称为核型分析(karyotype analysis)。通过核型分析,可以识别某些个别染色体数目或结构是否异常,是识别和分析各种人类染色体病的基础。

(二)人类非显带染色体核型

20 世纪 70 年代以前,用吉姆萨(Giesma)常规染色的染色体标本,除了着丝粒和次缢痕外,其余部分着色比较均匀,称为非显带染色体(图 2-10)。根据 1960 年美国丹佛第一届国际人类细胞遗传学会议上确立的丹佛体制,将人类体细胞中的 46 条染色体分为 23 对、7 个组(A、B、C、D、E、F 和 G 组),其中 22 对男女都有,与性别决定无直接关系,称为常染色体。常染色体按其长度和着丝粒位置顺次编为 1～22 号,另一对染色体与性别决定有明显而直接关系,称为性染色体。分别用 X 和 Y 表示,X 染色体归入 C 组,Y 染色体归入 G 组。

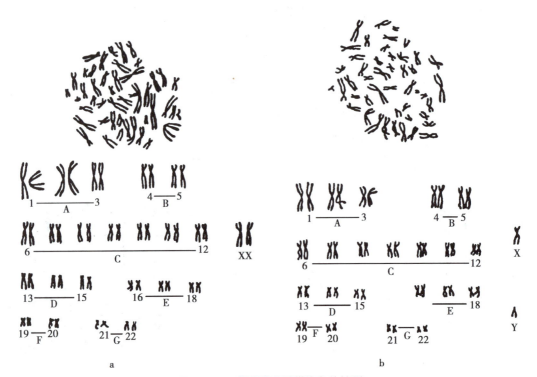

图 2-10 正常人类非显带染色体核型
a. 正常女性核型;b. 正常男性核型。

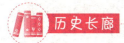

历史长廊

遗憾的徐道觉

当明确了染色体就是遗传物质的载体之后，遗传学家们最感兴趣的问题之一就是人的细胞里有多少条染色体。但由于当时染色体制备技术的限制，在显微镜下许多染色体重叠在一起，所以学者们所报告的染色体数目各不相同。

1923 年，美国的遗传学家，得克萨斯大学校长 Paint 提出人类染色体数为 2n=48。这后来作为一条定论充斥于各种教科书和百科全书。1952 年在得克萨斯大学进行研究的徐道觉成功地将低渗透液技术运用到人类染色体的研究上，使得染色体得以很好地铺展，不再重叠，可以清晰地进行观察，徐道觉确认了人类染色体数目是 46 条，可是并没有发布——也许面对众多权威不敢于发布，也许是认为条件不成熟不肯轻易发布，也许……总之，他没有发布。他没有发布，对整个科学界来说，无疑是一个不小的损失，而对他个人来说，实在是一个莫大的遗憾。

1955 年，华裔学者蒋有兴与瑞典学者 Levan 通过实验确认了人体的 46 条染色体，并毫不犹豫地向 Paint 的"定论"挑战，并于第 2 年公布了这一发现，很快获得了众口一词的赞同，蒋有兴因此获得了美国肯尼迪国际奖。至此，关于人类染色体数目的探索大功告成。于是，46 条人类染色体的发现权便属于这位敢于向权威挑战的华裔科学家，而不是在他之前的徐道觉。

后来，一位科学家在评述徐道觉的终身科学遗憾时说："这好比一位足球运动员，已经把球带到了必进的 12 码区，可是他没有起脚，因此失去了临门一脚获得成功的惊喜。"

A 组：包括第 1～3 号三对染色体，为最大一组染色体，其中 1、3 号为中央着丝粒染色体，2 号为亚中央着丝粒染色体。此外，在 1 号染色体长臂上有时可见到次缢痕，容易识别。

B 组：包括第 4～5 号两对染色体，为大型的亚中央着丝粒染色体，短臂较短，易于与 C 组染色体相区别，但 4、5 两对彼此不易鉴别。

C 组：包括 6～12 号七对染色体和 X 染色体，为中等大小的亚中央着丝粒染色体，彼此不易区分。但相对而言，6、7、8、11 和 X 染色体的着丝粒略靠近中央，短臂相对较长；9、10、12 染色体短臂相对较短；X 染色体的大小介于 7 号和 8 号染色体之间；9 号染色体臂上常有一明显的次缢痕。

D 组：包括 13～15 号三对染色体，均为中等大小的近端着丝粒染色体，短臂末端常有随体。彼此很难区分。

E 组：包括 16～18 号三对染色体，为较小的染色体，其中 16 号为中央着丝粒染色体，长臂上可见到次缢痕；17、18 号为最小的亚中央着丝粒染色体，后者的短臂较前者短。彼此较易区别。

F 组：包括 19、20 号两对染色体，为最小的中央着丝粒染色体。彼此难区别。

G 组：包括 21、22 号两对染色体和 Y 染色体，为最小的近端着丝粒染色体，其中 21、22 号染色体短臂常有随体；Y 染色体短臂无随体。

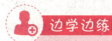

边学边练

实训一　人类非显带染色体核型分析

根据国际体制规定，核型的描述方式为：首先写出染色体总数（包括性染色体），然后是一个"，"号，后面是性染色体。例如：正常男性的核型：46，XY；正常女性的核型：46，XX。

（三）人类显带染色体及显带技术

利用非显带染色体进行核型分析，只能够准确识别出1、2、3、16和Y等几条染色体，其余的只能分到组，很难准确鉴别组内各染色体及其微小的结构。这使得染色体结构畸变的研究以及染色体病的临床诊断受到很大的限制。1968年染色体显带技术的问世和发展，使染色体研究跨入了一个新纪元。

瑞典细胞化学家首先应用荧光染料氮芥喹吖因处理染色体标本，在荧光显微镜下观察到每条染色体呈现宽窄不一和亮度不同的横纹，即染色体的带，这样的染色体称为显带染色体。通过采用各种特殊的染色方法使每一号染色体的短臂和长臂显现出一条条明暗交替或深浅相间的横带的技术称为染色体显带技术。目前，根据对染色体标本不同的处理方法，有5种显带技术被国际确认并通用，分别为G显带、Q显带、C显带、T显带和N显带。由于每一号染色体都有其独特的带纹，这就构成了每条染色体的带型。通过显带染色体核型分析不仅能准确地识别每一号染色体，极大地提高了核型分析的精确度，而且对临床诊断染色体结构畸变导致的遗传病具有重大意义。G显带技术是目前使用最广泛的一种显带技术，被广泛用于染色体病的诊断和研究。G显带是将染色体标本经胰蛋白酶或其他盐溶液预处理后，再吉姆萨染色，染色体长臂和短臂上可显示深浅相间的带纹（图2-11）。

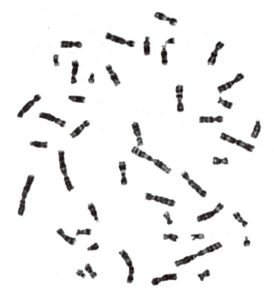

图2-11 人类G显带染色体

国际遗传学会议制定的人类细胞遗传学命名的国际体制（ISCN），规定了正常及异常核型的命名原则和格式，对显带染色体有了一个统一的识别和描述标准（图2-12）。

根据ISCN规定的界标将染色体分成若干区，每个区又包括若干带。①界标是染色体上恒定、有显著形态学特征的部位，是识别染色体的重要指标，主要包括着丝粒，染色体长臂、短臂的末端和某些特殊的带。②区是两相邻界标之间的染色体区域。每一条染色体的区都是从着丝粒开始，靠近着丝粒的两个区分别标记为长臂1区和短臂1区，然后向长臂、短臂的远端依次标记为2区、3区等。③带是染色体纵轴上连续的明暗相间的横纹。每一

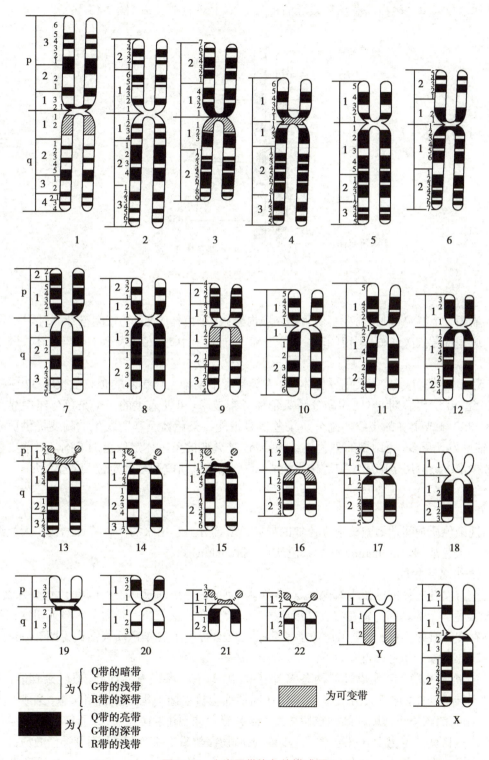

图2-12 人类显带染色体模式图

条染色体分区内的带也从着丝粒开始命名，沿着染色体长臂、短臂由着丝粒近端向远端开始依次编号。每一区内离着丝粒最近的带为 1 带，依次向外排列（图 2-13）。

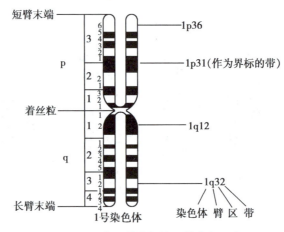

图 2-13 人类显带染色体区带命名示意图

描述一个特定带时，需要写明下面 4 项内容：①染色体序号；②臂的符号；③区号；④带号。这些符号依次连写，不留间隔，也不用标点分开。例如，1q23 表示 1 号染色体长臂 2 区 3 带。

在 G 显带和 Q 显带染色体标本上，人类每套中期染色体显示的带纹数仅有 320 条带。20 世纪 70 年代后期，出现的高分辨染色体显带技术，可使人类的一个染色体组中显示出 550～850 条或更多的带纹。高分辨染色体显带能为染色体及其所发生的畸变提供更多细节，能够发现更多、更细微的染色体结构异常，使畸变的染色体定位更加准确。目前染色体显带技术广泛应用于临床细胞遗传学检查、肿瘤染色体研究和基因定位等多个领域。

三、性染色质

性染色质是间期细胞核中染色体的异染色质部分显示出来的一种特殊结构。人类细胞中有 X 染色质（X chromatin）和 Y 染色质（Y chromatin）两种。

（一）X 染色质

正常女性的体细胞核中有两条 X 染色体，而正常男性却仅有 1 条 X 染色体。那么，位于 X 染色体上的基因产物在男女体细胞中是否会存在数量上的差异呢？实验证明这一差异并不存在。对此，1961 年英国遗传学家莱昂（Lyon）提出了 X 染色质失活假说即 Lyon 假说，以解释此现象。其主要内容如下：

1. 剂量补偿　正常女性的两条 X 染色体中，只有一条是有活性的，具转录功能，另一条则无转录功能，这条失活的 X 染色体在间期细胞核中螺旋化呈异固缩状态，形成一个直径约 1μm 的浓染小体贴在细胞核膜内缘，称 X 染色质（图 2-14）。这种现象称为 X 染色质阳性。这样就使得男女 X 染色体上基因转录产物在数量上相等，称为剂量补偿效应。一个细胞中无论有几条 X 染色体，也只能有一条 X 染色体有转录活性，其余的均失活形成 X 染色质。因此，一个细胞中的 X 染色质数目等于 X 染色体数目减 1。如核型为 47,XXX 的个体，间期可查到两个 X 染色质。

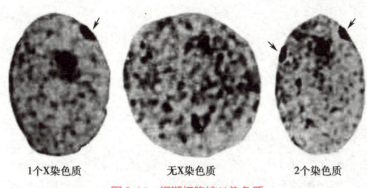

1个X染色质　　　　　无X染色质　　　　　2个染色质

图2-14　间期细胞核X染色质

箭头所指为X染色体。

2. 随机失活　女性的两条 X 染色体，一条来自父亲，另一条来自母亲，这两条 X 染色体的失活机会均等，也就是说异固缩的 X 染色体可来自父亲，也可来自母亲。

3. 失活发生在胚胎发育的早期　大约在人胚胎发育的 16 天，每个细胞中就有一条 X 染色体失去活性。

（二）Y 染色质

正常男性的间期细胞用荧光染料染色后，在细胞核中可见一直径约 0.3μm 的强荧光小体，称为 Y 染色质（图 2-15）。这种现象称 Y 染色质阳性。实际上，Y 染色质代表了 Y 染色体长臂远端的异染色质区，这是男性细胞中特有的，女性细胞中不存在。一个正常男性体细胞中含有一条 Y 染色体，因此，就有一个 Y 染色质。细胞中 Y 染色质数目等于 Y 染色体数目。如核型为 47，XYY 的个体，可查到两个 Y 染色质。

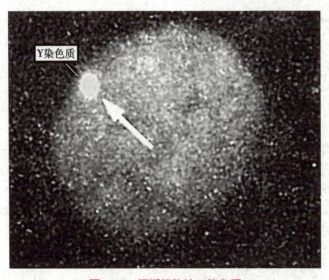

Y染色质

图2-15　间期细胞核Y染色质

临床上，通过对间期细胞核中 X 染色质和 Y 染色质的检查，可以在早期对胎儿进行性别的初步鉴定，有利于早期检出性染色体数目异常的疾病。

第三节 细胞增殖周期

细胞增殖是生物体的重要生命特征,细胞以分裂的方式进行增殖,实现生物体的生长、发育及生殖。

一、细胞增殖周期的概念

细胞增殖周期(cell cycle)又称细胞周期,是指细胞从上一次有丝分裂结束开始到下一次有丝分裂完成为止所经历的全过程。细胞周期人为地划分为分裂间期和分裂期(图2-16)。

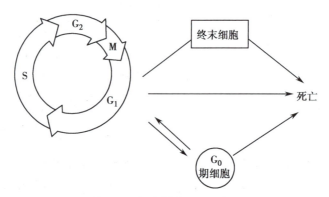

图 2-16 细胞增殖周期示意图

二、细胞增殖周期各时期的特点

(一)间期

间期是指两次细胞分裂之间的时期,该期经历的时间占整个细胞周期的90%～95%,是细胞生长发育、分裂增殖所需各种物质的合成及能量积累的关键时期。围绕着DNA复制,间期又分为以下3个时期。

1. G_1期 G_1期是从细胞分裂完成开始到DNA合成开始前的阶段。在此期细胞内物质代谢活跃。RNA、结构蛋白和酶蛋白大量合成,为DNA复制作准备。细胞较快生长,体积增大。

2. S期 S期是从DNA复制开始到DNA复制结束的全过程。S期的主要特点是进行DNA复制,结果是每个细胞的DNA含量增加一倍。一般情况下,只要DNA合成一开始,细胞的增殖活动就会进行下去,直到形成两个子细胞。

3. G_2期 G_2期是DNA复制完成到有丝分裂开始之前的阶段。此期DNA复制结束,细胞继续进行RNA和蛋白质的合成,为细胞分裂作准备。

(二)有丝分裂期

M期是从G_2期结束开始到有丝分裂完成为止的这一阶段。根据细胞分裂时的形态和结构变化人为地划分为前期、中期、后期和末期4个阶段(图2-17)。有丝分裂是人类及其他生物体细胞增殖的基本方式。生物体的生长发育从受精卵开始,经过胚胎期、婴儿期,直到成年期,必须通过细胞的有丝分裂产生大量的体细胞才能实现。

1. 前期 由染色质开始凝集到核膜解体为止的时期称为前期。此期的主要形态变化

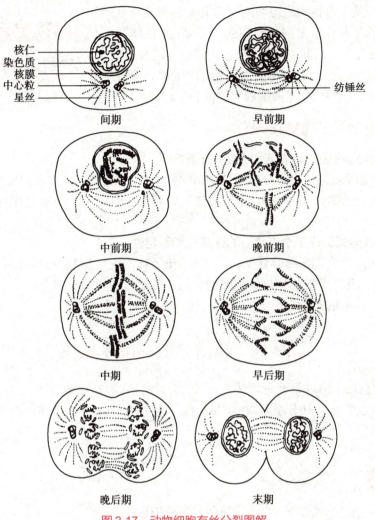

核仁
染色质
核膜
中心粒
星丝

纺锤丝

间期　　　　　　早前期

中前期　　　　　　晚前期

中期　　　　　　早后期

晚后期　　　　　　末期

图 2-17　动物细胞有丝分裂图解

是：染色质开始浓缩，由原来的纤丝状逐渐螺旋化，变短变粗形成在光镜下可见的染色体。每条染色体含有两条染色单体，它们互称为姐妹染色单体。在间期复制好的二对中心粒开始彼此分离，逐渐向细胞两极移动，并发出由微管蛋白组成的纺锤丝，形成纺锤体。前期最后，核膜破裂，核仁消失。

2．中期　由核膜解体到染色体排列在细胞的赤道面上为止的时期称为中期。此期的特点是：染色体高度螺旋化，并与来自细胞两极的纺锤丝相连，在纺锤丝的牵引下，向细胞中央移动并集中形成赤道板。因中期的染色体形态最清晰，所以中期是染色体结构与数目观察、分析与研究的最佳时期。

3．后期　从姐妹染色单体开始分离到染色体移向两极为止的时期称为中期。此期的特点是：每条染色体的着丝粒纵裂，姐妹染色单体各自成为独立的染色体，在两侧纺锤丝的牵拉下，两组染色体分别向细胞两极移动并集中，使细胞两极具有相同形态结构、数目的染色体。在姐妹染色单体分离的过程中，一旦出现异常，便会影响遗传物质的均等分配，使分裂产生的子细胞出现染色体结构或数目异常。

4. 末期 从染色体到达细胞两极后开始到形成两个子细胞为止的时期称为末期。此期的特点是：染色体开始解旋伸展变为细丝，最后恢复成染色质状态。同时，核膜、核仁重新出现。赤道板部位的细胞膜内缢形成分裂沟，最终使细胞一分为二，完成细胞周期的整个过程。

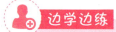

边学边练

实训二 细胞有丝分裂

三、有丝分裂的生物学意义

（一）有丝分裂是生物体细胞增殖的主要方式

多细胞生物主要通过有丝分裂来增加细胞数量，使生物得以生长。如果没有有丝分裂，人出生后不可能长高长大，机体也不可能修复或更新，所以，有丝分裂是生物生长、发育的基础。

（二）有丝分裂保证了遗传物质的连续性和稳定性

有丝分裂是等分式的细胞分裂，由于每条染色体准确地复制为二，然后对等地分配到子细胞中，因此两个子细胞与母细胞在遗传组成的数量和质量上完全一致，从而保证了遗传物质的连续性和稳定性。

第四节 减数分裂与配子发生

减数分裂（meiosis）是配子形成过程中的一种特殊的有丝分裂方式，在这一过程中，DNA复制一次，细胞连续分裂两次，结果形成的4个细胞中，染色体数减少一半，故称为减数分裂。

知识窗

减数分裂的由来

1883年比利时学者比耐登（E.van.Beneden）在研究马蛔虫受精卵时观察到，精子和卵子中含有数目相同的染色体，这些染色体通过受精作用传给下一代。根据这一发现，生物学家推测，生殖细胞中的染色体数目是体细胞的一半，否则生物每繁殖一代，体细胞中的染色体数目就会增加一倍。从19世纪后期到20世纪初，许多科学家相继观察到，无论动物还是植物的生殖细胞，在形成过程中染色体数目都减少一半，并将这个过程命名为减数分裂。

一、减数分裂

减数分裂的分裂期包括连续的两次分裂，分别称为第一次减数分裂和第二次减数分裂（图2-18）。两者之间有时有短暂的间期，但无DNA的合成和染色体的复制。

（一）减数分裂的过程及特点

1. 第一次减数分裂（减数分裂Ⅰ） 进行减数分裂之前细胞也要经历间期，进行DNA复制以及相应染色体复制。第一次减数分裂的过程比较复杂，包括以下各期：

（1）前期Ⅰ：此期较有丝分裂前期复杂、历时长，根据染色体变化特点又可分为5个时期。

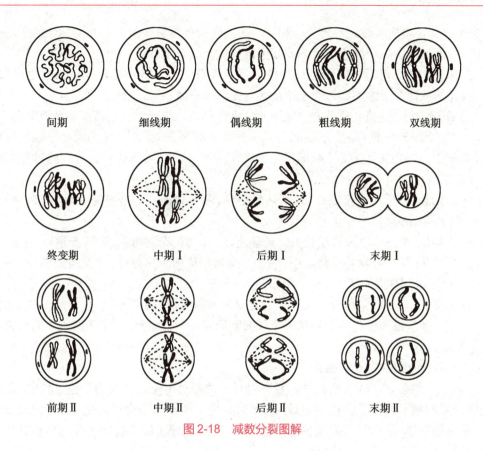

图 2-18 减数分裂图解

1）细线期：细胞核中的染色体呈细线状，此时染色体的复制已完成，每条染色体由两条染色单体构成，但光镜下看不到染色单体，故每条染色体呈一条细线。

2）偶线期：此期染色体变短增粗，可见每条染色体含两条染色单体，称二分体。同源染色体彼此靠近配对称为联会（synapsis）。联会的结果是每对联会在一起的同源染色体形成一个二价体（bivalent）。同源染色体（homologous chromosomes）是指形态结构、大小相同的一对染色体，其中 1 条来自父亲，另 1 条来自母亲。联会是减数分裂特有的现象，它是同源非姐妹染色单体之间发生交换的必要条件。

3）粗线期：染色体进一步螺旋化，变得短粗。此时的二价体由 4 条染色单体组成，称为四分体。同源染色体中的非姐妹染色单体之间发生片段交换，出现交叉。

4）双线期：二价体进一步螺旋化而缩短增粗，联会的同源染色体互相排斥而发生分离，交叉点逐渐向染色体的末端移动称交叉的端化，由此可知，交叉点的位置并不一定是染色体交换的位置。

5）终变期：染色体高度螺旋化，更加粗短。交叉继续端化而数目减少，核仁、核膜消失，纺锤体开始形成。

（2）中期 I：各二价体排列在赤道面上，形成赤道板，纺锤体形成。每个二价体的两个着丝粒分别排列在赤道面的两侧，此时已决定了一对同源染色体将要分向两极的去向。

（3）后期 I：构成二价体的每对同源染色体彼此完全分离，分别被纺锤丝拉向细胞两极，每一极都只获得每对同源染色体中的 1 条，即二分体。由于粗线期中同源染色体的非姐妹染色单体之间发生了交换，使得分别进入两极的同源染色体中的每 1 条所包含的两条姐妹染色单体在组成上彼此不再完全相同。非同源染色体自由组合并在纺锤丝的作用下移向两极,从而保证了配子染色体组成或基因组构成上具有多样性。

(4)末期Ⅰ:二分体移至两极后,染色体解旋成染色质,核仁重新形成,核重建,同时细胞质分裂,形成两个子细胞。每个子细胞各有 n 个二分体。

综上所述,第一次减数分裂是完成同源染色体分离和染色体数目减半的关键时期。

2.第二次减数分裂(减数分裂Ⅱ) 第一次减数分裂结束后,产生的两个子细胞即进入间期,此期很短,DNA 不复制,随即进入第二次减数分裂。第二次减数分裂的过程与普通有丝分裂相似。

(1)前期Ⅱ:染色质重新螺旋化,形成染色体,每个细胞中有 n 条染色体(二分体)。纺锤体形成,核膜、核仁消失。

(2)中期Ⅱ:二分体通过着丝粒与纺锤丝连接,排列在赤道面上,形成赤道板。

(3)后期Ⅱ:各二分体着丝粒纵裂,每个二分体形成两个单分体,即两条染色体,并在纺锤丝的作用下分别移向两极。

(4)末期Ⅱ:移到细胞两极的染色体解旋变为染色质,核膜形成,核仁重新出现,细胞膜自中部内缢,细胞质一分为二,这样,1 个母细胞形成 4 个子细胞,每个子细胞中的染色体数目是母细胞的一半。

(二)减数分裂的生物学意义

1.减数分裂保证了人类染色体数目在遗传上的相对恒定 在人的生殖过程中,经减数分裂所形成的精子或卵子染色体数目减少一半,精子和卵子结合形成受精卵,受精卵又恢复为 46 条染色体,从而使人类染色体数目代代相同,保证了亲子代间遗传物质和遗传性状的相对稳定。

2.减数分裂是遗传规律的细胞学基础 减数分裂中同源染色体分离,是孟德尔分离定律的细胞学基础;非同源染色体的随机组合,是孟德尔自由组合定律的细胞学基础;同源染色体中非姐妹染色单体的交换是摩尔根连锁与互换定律的细胞学基础。

3.减数分裂是遗传复杂性的细胞学基础 非同源染色体自由组合进入 1 个生殖细胞,以及同源非姐妹染色体之间的交换等,使生殖细胞中染色体构成呈现多样化,从而表现出人类遗传和变异的多样性。

二、配子发生

配子发生(gametogenesis)是指精子和卵子的形成过程,包括精子的发生和卵子的发生。

(一)精子的发生

男性从青春期开始,睾丸开始持续产生精子,精子发生的周期约为 70 天。精子的发生需要经历增殖、生长、成熟和变形四个时期(图 2-19)。

1.增殖期 睾丸曲精管上皮中的精原细胞,在青春期前进行多次有丝分裂,其数量不断增加,但其染色体数目同体细胞一样,都是 2n=46 条。

2.生长期 精原细胞经过多次增殖后,一部分精原细胞继续增殖,以稳定精原细胞的数量;另一部分精原细胞则停止分裂,进入生长期,细胞体积增大,成为初级精母细胞,其染色体数目仍为 2n(46 条)。

3.成熟期(减数分裂期) 初级精母细胞进行减数分裂。经过第一次减数分裂后,产生 2 个染色体数目减少一半(n=23 条)的次级精母细胞;每个次级精母细胞很快进行第二次减

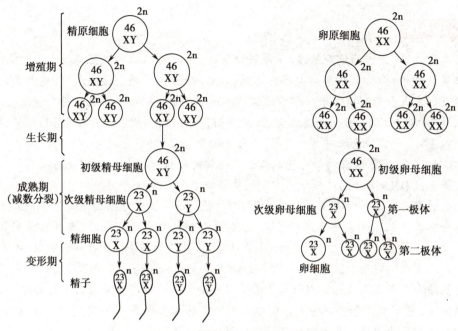

图 2-19　人类精子和卵子发生图解

数分裂,各形成 2 个精细胞(n=23 条)。结果,一个初级精母细胞经过两次连续的分裂,共形成 4 个精细胞:两个核型为 23,X;两个核型为 23,Y。

4．变形期　精细胞要经过一个形态的剧烈变化,转变成能灵活游动具有受精作用的精子。

(二) 卵子的发生

卵子发生是在女性卵巢中进行,过程基本与精子发生相似,经历增殖、生长和成熟三个时期,但无变形期(参见图 2-19)。

1．增殖期　卵原细胞通过有丝分裂,卵原细胞数目不断增加,其染色体数目同体细胞一样,都是 2n=46 条。

2．生长期　此期历时比较长。卵原细胞经生长,体积显著增大,形成初级卵母细胞,其染色体数目仍为 2n(46 条)。

3．成熟期(减数分裂期)　初级卵母细胞进行减数分裂。初级卵母细胞经过第一次减数分裂,由于胞质的不均等分配,形成一个体积较大的次级卵母细胞和一个体积较小的第一极体,染色体数目减少一半(n=23 条);经过第二次减数分裂,次级卵母细胞分裂成为一个体积较大的卵子和一个体积较小的第二极体,第一极体则形成两个第二极体。结果一个初级卵母细胞形成 1 个卵子和 3 个第二极体,核型均为 23,X。极体不能继续发育而逐渐退化消失。

卵原细胞的增殖在女性胎儿发育到 5 个月时已完成,卵原细胞的数量达到 400 万～500万个。出生后卵原细胞大多退化,只有 300～400 个初级卵母细胞停滞在第一次减数分裂的双线期。性成熟后,从青春期开始到绝经期前,一般每月只有一个初级卵母细胞发育成次级卵母细胞,并停滞在第二次减数分裂的中期。排卵就是将次级卵母细胞和第一极体由卵巢排出。受精时,次级卵母细胞才完成第二次减数分裂,形成成熟的卵细胞,实际就是受精卵。未受精的次级卵母细胞则退化死亡。

本章小结

实验证明,遗传物质是核酸,而非蛋白质。1953 年,沃森和克里克提出了 DNA 分子双螺旋结构模型,该模型的主要内容是:DNA 分子是由两条链组成的,这两条链按反向平行方式盘旋形成右手双螺旋结构;DNA 分子中的磷酸和脱氧核糖交替连接,排列在外侧,构成 DNA 分子的基本骨架,碱基排列在内侧。两条链上的碱基通过氢键连接成碱基对,并且碱基配对有一定规律:A 一定与 T 配对;G 一定与 C 配对。

DNA 分子的双螺旋结构为复制提供了精确的模板,复制时,通过碱基互补规律保证了将亲代 DNA 分子的遗传信息准确地传递给子代。

基因是具有某种特定遗传效应的 DNA 片段。一个结构基因由编码区和侧翼序列两部分组成。基因的表达是通过 DNA 控制多肽链的合成来实现的,包括转录和翻译两个过程。转录是在细胞核中进行的,是以 DNA 片段的一条链为模板合成 RNA 的过程。翻译是在细胞质中进行的,是以 mRNA 为模板合成一条多肽链的过程。

基因突变是基因在组成或结构上发生的改变。基因突变主要分为 3 种类型:碱基置换突变、整码突变和移码突变。引起基因突变的因素很多,可分为 3 类:物理因素、化学因素和生物因素。基因突变可引起分子病和遗传性代谢缺陷。

染色体是基因的载体,在细胞分裂时,伴随着染色体的行动而行动。细胞通过有丝分裂将遗传物质平均分配到子细胞中,从而保证了遗传物质的连续性和稳定性。减数分裂是在生殖细胞形成过程中的一种特殊的有丝分裂。在此过程中,DNA 复制一次,细胞连续分裂两次,形成的细胞染色体数目减半。减数分裂是遗传规律的细胞学基础。

(于全勇)

自测题

1. 组成核酸的常见碱基种类有(　　)

A. 2 种 　　　　　　　 B. 3 种 　　　　　　　 C. 4 种

D. 5 种 　　　　　　　 E. 6 种

2. DNA 有 RNA 没有的碱基是(　　)

A. T 　　　　　　　 B. C 　　　　　　　 C. G

D. A 　　　　　　　 E. U

3. 某 DNA 分子双链,其中一条链碱基序列是 5′⋯AAGGACGTAC⋯3′,则另一条链碱基序列是(　　)

A. 5′⋯GTACGTCCTA⋯3′ 　　　　　　　 B. 5′⋯GUACGUCCUU⋯3′

C. 3′⋯ATACGTCCTT⋯5′ 　　　　　　　 D. 5′⋯GAACGTCCTT⋯3′

E. 3′⋯TTCCTGCATG⋯5′

4. 外显子的含义是指真核细胞中(　　)

A. 结构基因中的编码区 　　　　　　　 B. 结构基因中的编码序列

C. 结构基因中的非编码序列 　　　　　　　 D. 结构基因中的非编码区

E. 编码序列和非编码序列的总称

5. 关于转录描述正确的是（　　）

    A. 以 DNA 为模板合成 RNA 的过程　　B. 以 DNA 为模板合成 DNA 的过程

    C. 以 RNA 为模板合成 RNA 的过程　　D. 以 RNA 为模板合成 DNA 的过程

    E. 以 mRNA 为模板合成蛋白质的过程

6. 假如一个 mRNA 片段中的碱基顺序是 5′…AAACAGAUUUAU…3′，其模板链的碱基顺序应该是（　　）

    A. 5′…TTTGTCTAAATA…3′　　　　　　B. 3′…UUUGUCUAAAUA…5′

    C. 3′…TTTGTCTAAATA…5′　　　　　　D. 3′…ATAAATCTGTTT…5′

    E. 3′…AUAAAUCUGUUU…5′

7. 假如某一蛋白质分子由一条多肽链构成，该多肽链含 120 个氨基酸，则控制该蛋白质合成的基因中至少含有的碱基数是（　　）

    A. 60 个　　　　　　　　B. 120 个　　　　　　　　C. 240 个

    D. 360 个　　　　　　　　E. 720 个

8. 下列哪种情况属于转换（　　）

    A. A=T→C≡G　　　　　　B. C≡G→A=T

    C. T=A→C≡G　　　　　　D. G≡C→T=A

    E. A=U→C≡G

9. 具有随体的染色体在核型分析中分属于（　　）

    A. D 组和 E 组　　　　　　B. D 组和 F 组　　　　　　C. D 组和 G 组

    D. D 组和 C 组　　　　　　E. D 组和 B 组

10. 男性 C 组染色体共有（　　）

    A. 12 条　　　　　　　　B. 13 条　　　　　　　　C. 14 条

    D. 15 条　　　　　　　　E. 16 条

11. 根据下列哪项将人类染色体分为三种类型（　　）

    A. 是否有随体　　　　　　B. 是否有次缢痕　　　　　　C. 着丝粒的位置

    D. 染色体大小　　　　　　E. 染色体形态

12. 细胞增殖周期是指（　　）

    A. 从上一次有丝分裂开始，到下一次有丝分裂结束为止

    B. 从上一次有丝分裂开始，到下一次有丝分裂开始

    C. 从这一次有丝分裂开始，到有丝分裂结束为止

    D. 从上一次有丝分裂结束开始，到下一次有丝分裂结束为止

    E. 从这一次有丝分裂结束，到下一次有丝分裂结束为止

13. 细胞增殖周期的正确顺序是（　　）

    A. G_1 期→M 期→G_2 期→S 期　　　　B. G_1 期→G_2 期→M 期→S 期

    C. G_1 期→S 期→G_2 期→M 期　　　　D. G_1 期→S 期→M 期→G_2 期

    E. G_1 期→M 期→S 期→G_2 期

14. 染色体排列在细胞的赤道面上是发生在（　　）

    A. 间期　　　　　　　　B. 前期　　　　　　　　C. 中期

    D. 后期　　　　　　　　E. 末期

15. DNA 复制是发生在（　　　）
  A. G_1 期   B. G_2 期   C. S 期
  D. 前期   E. 中期

16. 某种生物的一个处于有丝分裂后期的体细胞中有 40 条染色体，那么，该生物的体细胞在分裂期前应有染色体（　　　）
  A. 10 条   B. 20 条   C. 30 条
  D. 40 条   E. 80 条

17. 正常配子染色体数与体细胞相比（　　　）
  A. 数目不同   B. 数目相同   C. 数目减少
  D. 数目增加   E. 数目减半

18. 联会是发生在减数分裂的（　　　）
  A. 细线期   B. 偶线期   C. 粗线期
  D. 双线期   E. 终变期

19. 交换是发生在减数分裂的（　　　）
  A. 细线期   B. 偶线期   C. 粗线期
  D. 双线期   E. 终变期

20. 减数分裂过程中，同源染色体分离，非同源染色体自由组合是（　　　）
  A. 同时发生于第一次减数分裂的后期
  B. 同时发生于第二次减数分裂的后期
  C. 第一次减数分裂和第二次减数分裂都发生
  D. 分离发生于第一次减数分裂，自由组合发生于第二次减数分裂
  E. 分离发生于第二次减数分裂，自由组合发生于第一次减数分裂

21. 100 个初级卵母细胞，经减数分裂后，最终形成的卵子数目是（　　　）
  A. 25 个   B. 50 个   C. 100 个
  D. 200 个   E. 400 个

22. 人的次级精母细胞中有染色体（　　　）
  A. 23 条   B. 46 条   C. 69 条
  D. 92 条   E. 115 条

23. 减数分裂与有丝分裂的区别是（　　　）
  A. 有丝分裂 DNA 复制是发生在 S 期；减数分裂 DNA 复制是发生在偶线期
  B. 有丝分裂的前期细胞中无同源染色体；减数分裂的前期细胞中有同源染色体
  C. 有丝分裂前期核膜、核仁消失；减数分裂的前期核膜、核仁不消失
  D. 有丝分裂同源染色体不发生联会；减数分裂同源染色体发生联会
  E. 有丝分裂无二分体形成；减数分裂有二分体形成

24. 一男性患者，X 染色质、Y 染色质检查均为阳性，体细胞中可见到 2 个 X 染色质、1 个 Y 染色质。该患者体细胞中的性染色体组成为（　　　）
  A. 1 条 X 染色体，1 条 Y 染色体   B. 2 条 X 染色体，1 条 Y 染色体
  C. 1 条 X 染色体，2 条 Y 染色体   D. 2 条 X 染色体，2 条 Y 染色体
  E. 3 条 X 染色体，1 条 Y 染色体

第三章　遗传的基本规律

历史长廊

现代遗传学奠基人——孟德尔

孟德尔是现代遗传学的奠基人,出生在奥地利的一个农民家庭,由于家境贫寒,21岁进入修道院成为修道士。出于对自然科学的热爱,孟德尔从1857年起,利用修道院200m² 的一小块园地种植了多种植物用于杂交实验,其中以豌豆杂交实验的成绩最为突出。在长达8年的时间里,孟德尔一共研究了28 000株豌豆,并最终于1865年发表了论文《植物杂交实验》,提出了分离定律和自由组合定律。遗憾的是,孟德尔的研究成果没有得到重视和公认。直到1900年,另有三位生物学家通过类似的实验分别证实了孟德尔的理论,真理的光芒才得以展现。

生物的遗传性状是多种多样的,亲代向子代传递的并非现成的性状,而是控制性状的基因。基因的传递遵循分离定律、自由组合定律和连锁与互换定律三大基本定律。前两个定律是由奥地利人孟德尔(G.J.Mendel,1822—1884)通过大量的豌豆杂交实验,并采用科学的统计方法总结出来的,故又称为孟德尔定律;后一个定律是由美国人摩尔根(T.H.Morgan,1866—1945)通过果蝇杂交实验而得出的,故又称为摩尔根定律。虽然孟德尔和摩尔根的实验材料是动植物,而遗传学三大定律也同样适用于人类。

第一节　分　离　定　律

一、分离现象

孟德尔成功的关键在于他选择了豌豆作为实验材料。一是因为豌豆是自花授粉植物,而且是闭花授粉，在自然条件下都是纯种，用来做杂交实验，可以保证实验结果的准确可靠。二是因为豌豆具有稳定的、容易区分的性状。性状是生物体所具有的形态特征和生理特性的总称。例如豌豆种子的形状、茎的高度；人的发色、眼睫毛等。而同一种性状在不同个体间会有所差异，例如豌豆种子的形状有圆滑和皱缩、茎的高度有高和矮；人的发色有黑色和棕色、眼睫毛有长和短之分。因此将同种生物同一性状的不同表现类型称为相对性状（relative character）。同一个体只能具备相对性状的一种，非此即彼，没有中间类型。孟德尔通过观察，发现了豌豆七对区别明显的相对性状，经过实验得到的结论是一致的。

孟德尔选用纯种的圆滑豌豆与纯种的皱缩豌豆作为亲本进行杂交，即去掉豌豆的雌蕊或雄蕊进行人工授粉，不论哪种作父本或母本，杂交后的第一代（子 1 代）都是圆滑的。是不是皱缩的性状就此消失了？再将子 1 代圆滑豌豆播种生长，让它们自交即自花授粉，产生的子 2 代既有圆滑的，也有皱缩的。上述实验结果引起了孟德尔的思考，他认为皱缩性状在子 1 代中并没有消失，只是隐而未现。于是将子 1 代表现出来的亲本性状称为显性性状，如圆滑；子 1 代不能表现出来的亲本性状称为隐性性状，如皱缩。这种在杂种后代中出现不同性状的现象，称为性状分离。孟德尔进一步分析实验数据发现，子 2 代圆滑豌豆有5474 粒，皱缩豌豆有 1850 粒，圆滑与皱缩的数量比率为 2.96∶1，接近 3∶1。其他六对相对性状的杂交实验均得到了相同的结果（表 3-1）。

表 3-1　孟德尔豌豆杂交实验结果

性状类别	亲代的相对性状	F₁ 性状表现	F₂ 性状表现（数目）	比率
成熟种子形状	圆滑 × 皱缩	圆滑	圆滑（5474）皱缩（1850）	2.96∶1
子叶颜色	黄色 × 绿色	黄色	黄色（6022）绿色（2001）	3.01∶1
豆荚形状	饱满 × 不饱满	饱满	饱满（882）不饱满（299）	2.95∶1
未成熟豆荚颜色	绿色 × 黄色	绿色	绿色（428）黄色（152）	2.82∶1
种皮颜色	灰色 × 白色	灰色	灰色（705）白色（224）	3.15∶1
花的位置	腋生 × 顶生	腋生	腋生（651）顶生（207）	3.14∶1
茎的高度	高茎 × 矮茎	高茎	高茎（787）矮茎（277）	2.84∶1

二、对分离现象的遗传分析

遗传学中常用的符号：P 表示亲本，♀ 表示母本，♂ 表示父本，× 表示杂交，⊗ 表示自交，G 表示配子，F₁ 表示杂交第一代（子 1 代），F₂ 表示杂交第二代（子 2 代）。

在豌豆杂交实验中，为什么 F₁ 都是圆滑豌豆（显性性状），F₂ 又出现了圆滑与皱缩的性状分离？分离比率为什么都接近 3∶1？孟德尔认为，控制生物遗传性状的物质是遗传因子（后改称基因），在体细胞中成对存在，在配子形成时，成对的基因一定分离，每个配子中只有成对基因中的一个。受精时，雌雄配子随机结合形成受精卵，基因又恢复成对状态。

具体地说，控制显性性状的基因称为显性基因，用大写英文字母表示；控制隐性性状的基因称为隐性基因，用小写英文字母表示。用 R 代表圆滑基因，r 代表皱缩基因。那么，亲本圆滑豌豆的细胞中含基因 RR，皱缩豌豆的细胞中含基因 rr。R 和 r 是位于同源染色体的相同位点上，控制相对性状的一对基因，称为等位基因（allele）。在形成配子时，成对的基因彼此分离，亲本圆滑豌豆产生一种含 R 的配子，亲本皱缩豌豆产生一种含 r 的配子。受精后

F₁又具有成对的基因 Rr,由于 R 对 r 为显性,所以 F₁均表现为圆滑。当 F₁形成配子时,R 和 r 基因又会相互分离,形成含有 R 和 r 的数量相等的两种配子,F₁自交,雌雄配子随机受精后可出现三种基因组合,即 RR、Rr 和 rr,比例为 1∶2∶1,由于 RR 和 Rr 均表现显性性状,所以 F₂圆滑和皱缩的比例为 3∶1(图 3-1)。

遗传学中,将生物个体表现出来的性状称为表现型(phenotype)(简称表型),常用文字说明,例如豌豆的圆滑和皱缩。与表现型有关的基因组成称为基因型(genotype),常用英文字母表示,例如圆滑亲本的基因型为 RR,皱缩亲本的基因型为 rr,F₁的基因型为 Rr。表现型是基因型的外在表现形式;基因型决定表现型,是表现型的内在因素。一般来说,表现型相同,基因型不一定相同,例如圆滑豌豆的基因型为 RR 或 Rr;基因型相同,在相同环境条件下,表现型相同。由此说明,表现型是基因型与环境条件共同作用的结果。

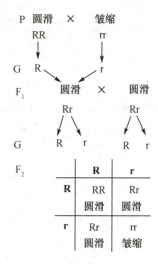

图 3-1　圆滑豌豆和皱缩豌豆杂交图解

基因型又可分为两种情况:一对基因彼此相同的个体称为纯合体(homozygote)或纯合子,如基因型 RR 或 rr;一对基因彼此不同的个体称为杂合体(heterozygote)或杂合子,如基因型 Rr。纯合体的性状可稳定遗传,杂合体的后代会出现性状分离。

为了进一步验证 F₁细胞中是否确实存在一对等位基因 Rr,并且这对等位基因在形成配子时是否真的彼此分离,孟德尔又设计了测交的实验。测交(test cross)就是用 F₁与隐性亲本杂交用以检验 F₁基因型的方法。按照孟德尔的理论推断,F₁圆滑豌豆的基因型应是 Rr,形成配子时,R 基因和 r 基因彼此分离,会产生分别含有 R 和 r 的两种配子,且两者数目相等。而隐性亲本基因型为 rr,只能产生一种含 r 基因的配子。随机受精后,必将形成 Rr 和 rr 两种基因型,最终发育成圆滑豌豆和皱缩豌豆,呈现 1∶1 的比例(图 3-2)。测交实验结果完全符合预期设想,证明 F₁确为杂合体,且 Rr 这对等位基因在形成配子时发生了分离。

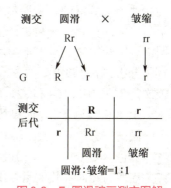

图 3-2　F₁圆滑豌豆测交图解

孟德尔根据上述豌豆杂交实验结果,揭示了基因的分离定律:等位基因共同存在于一个细胞中,生物在形成配子时等位基因彼此分离,分别进入到不同的配子中去。分离定律的实质是等位基因的分离。

三、分离定律的应用

基因的分离定律是遗传学中最基本的规律,掌握这一规律不仅有助于人们正确地解释生物界的某些遗传现象,而且能够预测杂交后代的表现型和各种表现型出现的概率,这对于动植物育种实践和医学实践都具有重要的意义,人们常常利用基因的分离定律对遗传病的基因型和发病概率作出科学的推断,从而实现预防遗传病(详见第四章)。

工作情景与任务

导入情景：

人类有许多受一对等位基因控制的相对性状，如双眼皮和单眼皮、有耳垂和无耳垂、能卷舌和不能卷舌、长睫毛和短睫毛、直发和卷发、有酒窝和无酒窝、棕色虹膜和蓝色虹膜、顺时针顶发旋和逆时针顶发旋、湿耳垢和干耳垢、钩鼻尖和直鼻尖、右力手和左力手、前额发际呈"V"形（俗称美人尖）和前额发际平齐等。以上相对性状前者为显性性状，后者为隐性性状。

工作任务：

请你对自己和直系亲属进行鉴别后，运用分离定律找出其中的遗传规律。

第二节 自由组合定律

孟德尔在完成了对豌豆一对相对性状的研究后，又进一步探索两对或两对以上相对性状的遗传规律。在基因的分离定律的基础上，又揭示出了遗传的第二个基本规律——基因的自由组合定律，又称孟德尔第二定律。

一、自由组合现象

孟德尔选择了豌豆种子形状圆滑与皱缩、子叶颜色黄色与绿色这两对相对性状做杂交实验。用纯种黄色圆滑豌豆和纯种绿色皱缩豌豆作亲本进行杂交，无论哪种作父本或母本，F_1 都是黄色圆滑的。孟德尔又让 F_1 进行自交，在产生的 F_2 中出现了性状分离：不仅出现了亲代原有的性状——黄色圆滑和绿色皱缩，还出现了重新组合的性状——黄色皱缩和绿色圆滑。实验结果显示出不同对的相对性状之间发生了自由组合。孟德尔对实验的结果也进行了分析：在总共得到的 556 粒豌豆中，黄色圆滑、黄色皱缩、绿色圆滑和绿色皱缩的数量依次是 315、101、108 和 32。即这四种表现型的数量比接近于 9：3：3：1。

上述 F_2 实验数据，如果按一对相对性状来分析，依然遵循分离定律：

圆滑：皱缩 =（315＋108）:（101＋32）＝423：133＝3.18：1≈3：1

黄色：绿色 =（315＋101）:（108＋32）＝416：140＝2.97：1≈3：1

而两对相对性状的重新组合现象又怎样解释呢？

二、对自由组合现象的遗传分析

孟德尔假设黄色与绿色、圆滑与皱缩这两对相对性状，分别由一对等位基因控制，这两对等位基因位于不同对的同源染色体上。黄色和绿色分别是由 Y 和 y 控制；圆滑和皱缩分别是由 R 和 r 控制。这样，纯种黄色圆滑豌豆的基因型是 YYRR，纯种绿色皱缩豌豆的基因型就是 yyrr。它们形成的配子均只有一种，分别是 YR 和 yr。受精后，F_1 的基因型全部是 YyRr。因为 y 和 r 控制的性状得不到表达，故 F_1 的表现型是黄色圆滑。

F_1 自交产生配子时，根据基因的分离定律，每对等位基因要彼此分离，所以 Y 与 y 分离、R 与 r 分离。与此同时，非等位基因之间可以自由组合，也就是 Y 可以与 R 或 r 组合；y

可以与 R 或 r 组合，这里等位基因的分离和非等位基因之间的组合是彼此独立相互不干扰的。这样，F₁ 就会产生数量相等的四种类型的配子，即 YR、Yr、yR 和 yr。由于受精时雌雄配子的结合是随机的，因此 F₂ 就会有十六种组合方式，会产生九种基因型和四种表现型。九种基因型是：YYRR、YYRr、YyRR、YyRr、YYrr、Yyrr、yyRR、yyRr 和 yyrr；四种表现型是：黄色圆滑、黄色皱缩、绿色圆滑和绿色皱缩，比率为 9：3：3：1（图 3-3）。

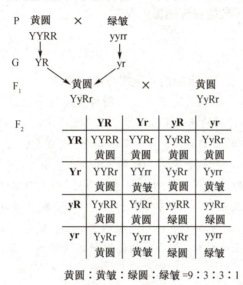

图 3-3　黄圆豌豆和绿皱豌豆杂交图解

　　孟德尔为了验证自由组合假设的真实性，仍然采用测交实验，即让 F₁ 黄色圆滑豌豆（YyRr）与隐性纯合体绿色皱缩豌豆（yyrr）杂交。按照孟德尔的非等位基因之间可以自由组合的假设推测，F₁ 能够产生四种配子，即 YR、Yr、yR、yr，并且它们的数目相等，而绿色皱缩豌豆只产生一种含 yr 的配子。所以，测交的结果应当产生四种表现型：黄色圆滑（YyRr）、黄色皱缩（Yyrr）、绿色圆滑（yyRr）和绿色皱缩（yyrr），并且它们的数量呈 1：1：1：1 的比例（图 3-4）。孟德尔的测交实验结果完全符合预期的设想，从而证实了 F₁ 在形成配子时，不同对的基因是自由组合的。

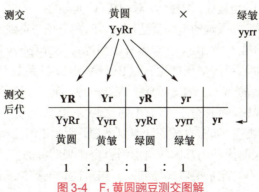

图 3-4　F₁ 黄圆豌豆测交图解

　　孟德尔根据上述实验结果总结出基因的自由组合定律：两对或两对以上的等位基因位于非同源染色体上，在形成配子时，等位基因彼此分离，非等位基因独立行动，以均等的机会组合到不同的配子中。故自由组合定律的实质是非等位基因的自由组合。

三、自由组合定律的应用

在人类遗传中，正常性状的遗传就体现出亲代基因的自由组合，表现出像父母的性状。同时，基因的自由组合定律在医学实践中也有着重要意义，人们可以根据基因的自由组合定律来分析家系中两种遗传病同时发病的情况，并且推断出后代的基因型、表现型以及它们出现的概率，为遗传病的预防和诊断提供理论上的依据。

 知识窗

自由组合定律与植物育种

基因自由组合定律在动植物育种工作中同样有着重要意义。人们用杂交的方法，有目的地使生物不同品种间的基因重新组合，以便使不同亲本的优良基因组合到一起，从而创造出对人类有益的新品种。例如，在水稻中，有芒（A）对无芒（a）是显性，抗病（R）对不抗病（r）是显性。有两个不同品种的水稻，一个品种无芒、不抗病；另一个品种有芒、抗病。人们将这两个不同品种的水稻进行杂交，根据自由组合定律，在 F_2 中分离出的无芒、抗病（aaRR 或 aaRr）植株应该占总数的 3/16，其中，1/16 是纯合类型（aaRR）、2/16 是杂合类型（aaRr）。要进一步得到纯合类型，还需要对无芒、抗病类型进行自交和选育，淘汰不符合要求的植株，最后得到能够稳定遗传的无芒、抗病的类型。

第三节　连锁与互换定律

美国的遗传学家摩尔根和他的学生们选用果蝇作实验材料，进行了大量的遗传学研究，揭示出了遗传的第三个基本规律——基因的连锁与互换定律。

一、完全连锁遗传

野生果蝇为灰身长翅类型，在实验饲养过程中出现了黑身残翅的突变类型。摩尔根的实验选择纯种灰身长翅果蝇与纯种黑身残翅果蝇杂交，发现 F_1 都是灰身长翅。由此可以推知，果蝇的灰身（B）对黑身（b）是显性；长翅（V）对残翅（v）是显性。所以，纯种灰身长翅果蝇的基因型是 BBVV，纯种黑身残翅果蝇的基因型是 bbvv。F_1 灰身长翅果蝇的基因型应该是 BbVv。

摩尔根又选择 F_1 的雄果蝇（BbVv）与黑身残翅的雌果蝇（bbvv）测交，按照自由组合定律来预测，F_1 灰身长翅的雄果蝇应该产生 BV、Bv、bV 和 bv 四种数目相等的精子，黑身残翅的雌果蝇只产生一种 bv 的卵子。测交后代中应该出现四种不同的类型，即灰身长翅、灰身残翅、黑身长翅、黑身残翅，而且呈 1:1:1:1 的比例。然而，测交的结果并非如此，只出现两种和亲本完全相同的类型，即灰身长翅和黑身残翅，呈 1:1 的比例，没有出现重新组合的类型。显然，实验的结果是无法用基因的自由组合定律来解释的。

如何解释这种现象呢？摩尔根假设控制两对相对性状的等位基因位于一对同源染色体上，即果蝇的灰身基因（B）和长翅基因（V）位于同一条染色体上；黑身基因（b）和残翅基因（v）位于同源染色体上。所以，当两种纯种的亲代果蝇杂交后，F_1 的基因型为 BbVv，表现型是灰身长翅。在 F_1 雄果蝇产生配子时，BV 和 bv 只能随各自所在的染色体联合传递而不能自由组合，这样 B 和 V、b 和 v 就不能分离，因此 F_1 雄果蝇只能产生 BV 和 bv 两种精子，再与雌果蝇产生的含 bv 的卵子结合，便形成灰身长翅（BbVv）和黑身残翅（bbvv）两种类型，比例为 1∶1（图 3-5）。

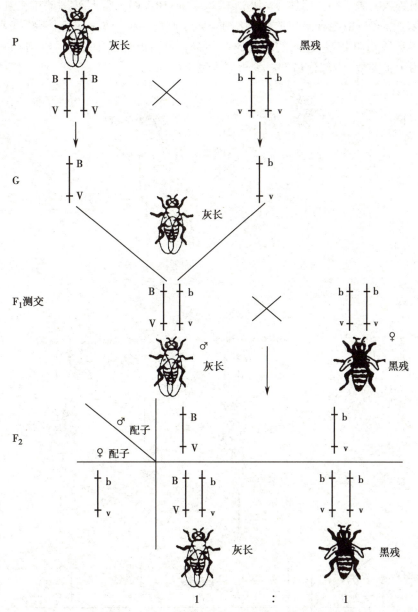

图 3-5 果蝇的完全连锁遗传分析图解

摩尔根把位于一条染色体上的基因相伴随传递的现象称为连锁。如果连锁的基因不发生交换，测交后代完全是亲本组合就称为完全连锁，完全连锁（又称连锁定律）的内容为：两对或两对以上的等位基因位于一对同源染色体上，在形成配子时，同一条染色体上的不同基因彼此连锁在一起作为一个整体传递。

人类的基因约有 2.5 万，分布在 23 对染色体上。同一对染色体上分布的若干对基因，彼此间相互连锁构成一个连锁群。连锁群的数目一般与染色体的对数一致，如女性有 23 对染色体，构成 23 个连锁群；男性因性染色体 X、Y 的形态结构不同，故有 24 个连锁群。

二、不完全连锁遗传

摩尔根等人又做了另一组实验,让 F_1 的雌果蝇(BbVv)与黑身残翅的雄果蝇(bbvv)测交,F_2 的表现型与自由组合定律的测交结果一样,也是四种类型:灰身长翅、灰身残翅、黑身长翅和黑身残翅,但它们之间的数量比并不符合自由组合定律中的 1∶1∶1∶1,而是大部分(83%)为亲本类型,少部分(17%)为重组类型(图3-6)。

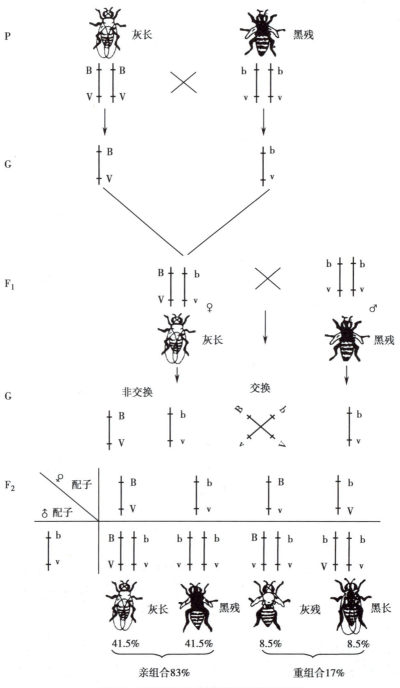

图 3-6　果蝇的不完全连锁遗传分析图解

摩尔根认为，基因的连锁关系不是绝对的，有时也可以改变。在 F_1 雌果蝇的卵子发生过程中，多数情况 BV 和 bv 基因仍保持原有的连锁关系，少数情况由于减数分裂过程中发生了同源染色体的联会和片段交换，使连锁基因 BV 和 bv 之间发生了交换，就产生了两种新的基因组合 Bv 和 bV，最终形成 BV、bv、Bv 和 bV 四种卵子，当这四种卵子分别与含 bv 的精子结合后，在 F_2 会形成四种类型：既有与亲本相同的表现型（灰身长翅和黑身残翅），也有与亲本不同的重组类型（灰身残翅和黑身长翅），而且亲本类型多于重组类型。

在上述雌果蝇的测交实验中，连锁的基因在传递的过程中大部分联合传递，少部分发生交换，这种遗传现象称为不完全连锁。不完全连锁（又称互换定律）的内容为：在减数分裂形成配子时，同源染色体之间发生局部交换，使连锁基因发生交换，改变了原来的基因组合，形成了新的基因连锁关系。不完全连锁遗传的实质就是同源非姐妹染色单体间发生交换而产生的基因重组。

摩尔根将连锁与互换定律的内容归纳总结为：生物在形成配子时，位于同一条染色体上的基因彼此连锁在一起作为一个整体传递的规律称为连锁定律；同源染色体上的等位基因之间可以发生交换称为互换定律。

需要强调的是，连锁与互换定律同自由组合定律并不矛盾，它们是在不同前提下发生的遗传规律：位于非同源染色体上的两对（或多对）等位基因，会按照自由组合定律向后代传递，而位于同源染色体上的两对（或多对）等位基因，则会按照连锁与互换定律向后代传递。

三、连锁与互换定律的应用

连锁与互换定律在医学实践中具有重要的应用价值，可以用来推测某种遗传病在胎儿中发生的可能性。如甲髌综合征是一种显性遗传病，患者的主要症状是指甲异常，髌骨缺少或发育不良。这种病的致病基因（N）与 A 血型的基因（I^A）位于同一条染色体上，因此甲髌综合征与 A 血型这两种性状往往呈连锁关系。

在生物界中，完全连锁现象并不常见，目前仅在雄果蝇和雌家蚕中发现，其他绝大多数生物普遍存在的现象是不完全连锁现象。

此外，连锁与互换定律为基因定位提供了理论基础。同一连锁群内的基因可以发生互换，常用重组率（或互换率）来表示。

重组率（%）= 重组合类型数 /（重组合类型数 + 亲组合类型数）× 100%

重组率的大小与两个基因在染色体上的距离有关：距离越远，发生交换的可能性越大，重组率就大；距离越近，重组率就小。所以，根据重组率就可推测出连锁基因的相对距离，进而进行基因定位，构建基因连锁图。

本章小结

分离定律、自由组合定律和连锁与互换定律被称为遗传的三大定律。分离定律和自由组合定律是孟德尔以豌豆为实验材料进行杂交而总结出来的，分离定律的实质是在生殖细胞形成时等位基因的分离，可以用于解释由一对等位基因控制的一对相对性状的遗传现象。自由组合定律是建立在分离定律的基础上，是指同源染色体上的等位基因分离之后，非同源染色体上的基因独立行动、自由组合，可以解释位于非同源染色体上的基因控制的两对（或多对）相对性状的遗传现象。连锁与互换定律是摩尔根以果蝇为实验材料总结的第三个遗传规律,解释的也是两对(或多对)相对性状的遗传,而由于控制性状的基因恰好位于同一条染色体上,就会出现联合传递现象,也会因同源染色单体之间发生片段的交换而重组。遗传的三大定律不仅适用于动植物,也是用于人类。概率学基础知识的应用有助于推断后代的遗传性状或进行遗传病发病风险估计。

(廖林楠)

 自测题

1. 具有下列各基因型的个体中,属于纯合体的是( )
   A. Yr
   B. AaBBCc
   C. Aa
   D. YYrr
   E. YyRR

2. 属于相对性状的是( )
   A. 狗的长毛与卷毛
   B. 绵羊的长毛与短毛
   C. 人的身高和体重
   D. 人的近视和色盲
   E. 豌豆的高茎与白花

3. Aa×aa 杂交,后代表现型比例为( )
   A. 2∶1
   B. 1∶2
   C. 3∶1
   D. 1∶1
   E. 1∶3

4. 绵羊白色相对黑色为显性,两只杂合体白羊为亲本,接连生下3只小羊是白色。若它们再生第4只小羊,其毛色( )
   A. 一定是白色
   B. 一定是黑色
   C. 一定不是黑色
   D. 是白色的可能性大
   E. 是黑色的可能性大

5. 双眼皮和单眼皮是由一对等位基因 A 和 a 所决定的。某男孩的双亲都是双眼皮,而他却是单眼皮,则他的基因型及其父母的基因型依次是( )
   A. aa、AA、Aa
   B. Aa、Aa、aa
   C. aa、Aa、Aa
   D. aa、AA、AA
   E. Aa、aa、Aa

6. 下列说法中正确的是( )
   A. 表现型是基因型与环境共同作用的结果
   B. 表现型相同,基因型一定相同
   C. 不考虑环境因素作用,则基因型相同表现型不一定相同
   D. 基因型是外因,表现型是内因
   E. 表现型完全由基因型决定

7. 在一对相对性状的遗传中,纯合体隐性亲本与杂合体亲本交配,其子代个体中与双亲基因型都不同的可能性是( )
   A. 0
   B. 25%
   C. 50%
   D. 75%
   E. 100%

8. 已知人类有酒窝（A）相对无酒窝（a）是显性，一对夫妇的基因型都是 Aa，那么他们子女无酒窝的可能性是（　　）
    A. 0   B. 25%   C. 50%
    D. 75%   E. 100%

9. 一对等位基因的行为符合（　　）
    A. 连锁定律   B. 分离定律   C. 自由组合定律
    D. 互换定律   E. 都不符合

10. 基因分离定律的实质是（　　）
    A. F_2 代出现性状分离   B. F_2 代性状分离比为 3：1
    C. 测交后代性状分离比为 1：1   D. 同源染色体上的等位基因分离
    E. 杂合体的后代出现隐性性状

11. 纯种黄圆豌豆与纯种绿皱豌豆杂交，F_1 产生的配子比是（　　）
    A. 3：1   B. 1：1   C. 9：3：3：1
    D. 1：1：1：1   E. 1：2：1

12. 灰身长翅（BbVv）的雌果蝇与黑身残翅（bbvv）的雄果蝇测交，后代的表现型有（　　）
    A. 2 种   B. 3 种   C. 4 种
    D. 5 种   E. 6 种

13. 黑发对金发为显性，一对夫妇全是杂合体黑发，他们的三个孩子全是黑发的概率是（　　）
    A. 3/4   B. 9/16   C. 9/12
    D. 1/64   E. 27/64

14. 测交后代基因型比例如果是 1：1：1：1，其遗传所遵循的规律是（　　）
    A. 分离定律   B. 完全连锁遗传
    C. 不完全连锁遗传   D. 自由组合定律
    E. 多基因遗传

15. 下列基因型中产生配子类型最少的是（　　）
    A. Aa   B. AaBb   C. aaBb
    D. aaBBFF   E. AabbFF

16. 自由组合定律的实质是（　　）
    A. 两对相对性状间的自由组合
    B. 等位基因分离形成的不同类型配子间的自由组合
    C. 非同源染色体之间的非等位基因的自由组合
    D. 雄配子与雌配子结合机会相等
    E. 细胞中染色体的自由组合

17. 连锁现象中，F_2 个体性状完全是亲本组合的是（　　）
    A. 不完全连锁   B. 完全连锁   C. 性连锁显性
    D. 性连锁隐性   E. X 连锁遗传

18. 不完全连锁遗传的特点是杂合体测交后代中（　　）
    A. 全部为亲组合类型   B. 全部为重组合类型
    C. 亲组合与重组合类型一样多   D. 亲组合类型多，重组合类型少

E. 亲组合类型少,重组合类型多

19. F_1 灰身长翅雄果蝇与黑身残翅雌果蝇测交,后代的表现型是(　　)

A. 都是黑身残翅　　　　　　　　B. 都是灰身长翅

C. 灰身长翅:黑身残翅＝1:1　　D. 灰身长翅:黑身残翅＝3:1

E. 灰身长翅:黑身残翅＝4:1

20. 下列哪种细胞中等位基因成对存在(　　)

A. 精原细胞和初级精母细胞　　　B. 次级精母细胞和精子

C. 次级卵母细胞和卵子　　　　　D. 精子和卵子

E. 初级精母细胞和次级精母细胞

第四章　人类常见遗传病

学习目标

1. 具有尊重患者的人文关怀意识。
2. 掌握遗传病的分类、常见遗传病的主要临床表现和遗传特点。
3. 熟悉遗传病的概念、致病原因及其危害。
4. 了解多基因遗传的概念及特点。
5. 学会运用遗传基本原理进行遗传病发病风险估计，具有服务遗传病患者的基本能力。

工作情景与任务

导入情景：

中学时的一个女同学，其父亲为红绿色盲患者，她本人正常，却生了一个患红绿色盲的儿子，请同学们帮忙分析，此人再生一个孩子患红绿色盲的概率。

工作任务：

1. 分析发生红绿色盲的原因。
2. 分析再生一个孩子患红绿色盲的概率。

随着医疗技术的发展和医疗卫生条件的改善，过去严重威胁人类的传染病已基本得到控制；但由于环境污染的日益严重，一些与遗传密切相关的疾病，如恶性肿瘤、心脑血管病、精神性疾病等疾病的发病率和死亡率不断升高，正成为威胁人类健康的主要因素。

第一节　遗传性疾病概述

一、遗传病的概念和特点

遗传病是由于遗传物质改变所引起的疾病，可以在上、下代之间按一定的方式垂直传递，故常具有先天性、家族性等特点。

（一）先天性疾病与遗传病

先天性疾病一般是指一出生就有的疾病。现在已知的大多数遗传病都是先天性疾病，例如多指（趾）畸形是一种常染色体显性遗传病，婴儿出生时就表现出"多指（趾）"症状。但不是所有的先天性疾病都是遗传病，如孕妇妊娠期间由于病毒感染、接受 X 线照射或服用了某些使胎儿致畸的药物所导致的先天畸形。这些虽然是先天性疾病，但并不是由于遗传物质发生改变所引起的，所以不能称之为遗传病。例如母亲妊娠早期感染风疹病毒导致的先天性心脏病或白内障等，就是宫内"环境因素"所造成。另外，不是所有的遗传病都具有先天性的特点，某些遗传病患者出生时没有临床症状，要发育到一定年龄后才发病。例如慢性进行性舞蹈病是一种典型的常染色体显性遗传病，患者常在 30～45 岁时才缓慢起病。

（二）家族性疾病与遗传病

在遗传病中显性遗传病往往表现出明显的家族聚集性，如多指（趾）畸形、多发性结肠息肉、抗维生素 D 性佝偻病等。但家族性疾病不一定都是遗传病，由于生活习惯和生活环境相似，某些环境因素所引起的疾病也会表现出家族聚集现象。例如家庭饮食中长期缺乏维生素 A 所引起的夜盲症；肝炎等传染性疾病可能引起家庭中多个成员同时患病，它们虽然表现出家族聚集性，但不是由于遗传因素引起的，所以都不是遗传病。另外，不是所有的遗传病都表现出家族聚集性。如白化病、苯丙酮尿症等遗传病，家族中偶尔出现发病者。

二、疾病发生中的遗传因素和环境因素

人类疾病的发生是由遗传因素和环境因素共同作用的结果，遗传因素提供了疾病产生的遗传背景，环境因素促使疾病表现出相应的症状和体征。根据疾病发生过程中遗传因素和环境因素作用的不同，可将疾病分为以下几类（图 4-1）。

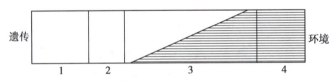

图 4-1　遗传因素和环境因素在疾病发生中的作用示意图

1. 完全由遗传因素决定发病；2. 基本由遗传因素决定发病，但需要环境因素作诱因；
3. 遗传和环境因素对发病均起作用；4. 发病完全取决于环境因素，与遗传基本无关。

（一）完全由遗传因素决定发病

此类疾病中遗传因素起决定性作用，看不见环境因素的影响。例如血友病、白化病等许多单基因病，以及染色体畸变引起的唐氏综合征等染色体病。

（二）基本上由遗传因素决定发病，但需要环境因素作为诱因

此类疾病患者往往具有特定的基因型，但只有在环境因素诱发的情况下才发病。如苯丙酮尿症患者由于基因缺陷，导致体内苯丙氨酸代谢障碍，在摄入乳类或高苯丙氨酸饮食的情况下才会诱发苯丙酮尿症；葡萄糖 -6- 磷酸脱氢酶缺乏症（蚕豆病）患者只有在吃了蚕豆或伯氨喹类药后，才诱发急性溶血。

（三）遗传和环境因素对发病均起作用

此类疾病是由遗传和环境因素共同作用的结果，如哮喘的遗传度为 80%，遗传因素作用大，环境因素作用小；消化性溃疡遗传度为 30%～40%，遗传因素作用小，环境因素作用大。

（四）发病完全取决于环境因素，与遗传基本无关

临床疾病如外伤、中毒和营养性疾病等。但此类疾病损伤后的修复有个体差异，这可能与遗传有关。

上述前三类疾病均有一定的遗传基础,属于遗传病。

三、遗传病的分类

根据遗传物质的改变和传递情况的不同,遗传病可分为以下几类(图4-2)。

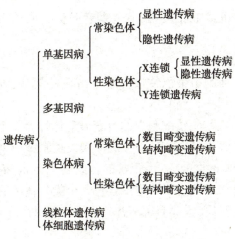

图4-2 遗传病的分类

(一)单基因遗传病

单基因遗传病简称单基因病,是指受一对等位基因控制的遗传病。如白化病、并指、软骨发育不全、抗维生素 D 性佝偻病等。

(二)多基因遗传病

多基因遗传病是指由多对基因控制的遗传病。多基因遗传病受遗传因素和环境因素的双重影响,在群体中的发病率高达 15%~20%,如原发性高血压、青少年型糖尿病、无脑儿等。

(三)染色体病

染色体病是指染色体结构或数目异常引起的一类疾病。从本质上说,由于累及多个基因,对个体往往造成比较严重的后果,常表现为一组综合征。染色体病可分为常染色体病和性染色体病。唐氏综合征是一种最常见的染色体病。

(四)线粒体遗传病

线粒体遗传病是指由于线粒体基因突变导致的疾病。由于精子的细胞质含量极少,受精卵的线粒体 DNA 几乎全部来自卵子,所以线粒体遗传病呈现出母系遗传的特点。

(五)体细胞遗传病

体细胞遗传病是指体细胞内遗传物质发生突变引起的疾病。这种遗传物质的突变仅仅发生在特定的体细胞内,不涉及生殖细胞,所以此类疾病一般不会遗传给后代,如肿瘤等。

第二节 染 色 体 病

因染色体畸变而引起的疾病称为染色体病。由于染色体是遗传物质的载体,其数目或结构上的异常都会引起遗传物质较大的改变,对人体往往会产生严重的遗传效应,所以,

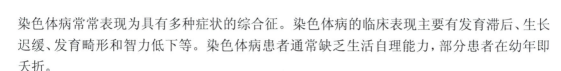

染色体病常常表现为具有多种症状的综合征。染色体病的临床表现主要有发育滞后、生长迟缓、发育畸形和智力低下等。染色体病患者通常缺乏生活自理能力，部分患者在幼年即夭折。

一、染色体畸变

染色体畸变（chromosome aberration）是指染色体数目或结构上的改变，包括染色体数目畸变和染色体结构畸变。

（一）染色体数目畸变

染色体数目畸变是指细胞中染色体数目的增加或减少，包括整倍性改变、非整倍性改变和嵌合体。

1. 整倍性改变　人类正常生殖细胞中的全套染色体称为一个染色体组，含有一个染色体组的细胞或个体称为单倍体（以 n 表示）。例如人类正常精子、卵细胞中所含有的全部染色体就是一个染色体组，即 n＝23。人类正常的体细胞中有 46 条染色体，含有 2 个染色体组，即 2n，因此，正常人是二倍体。体细胞中含有 3 个染色体组的称为三倍体，体细胞中含有 4 个染色体组的称为四倍体，人类有部分流产儿是三倍体（3n＝69）。三倍体及三倍体以上统称为多倍体。

如果体细胞中的染色体数以染色体组为单位增加或减少，就称为整倍性改变。整个染色体组的减少可形成单倍体，整个染色体组的增加可形成三倍体、四倍体等多倍体，多倍体在植物界普遍存在。目前还没有报道过人类单倍体的存在，人类三倍体、四倍体大都死于胚胎期，而多倍体细胞则常见于肿瘤组织。

2. 非整倍性改变　非整倍性改变是指细胞内的染色体数目增加或减少一条至数条，这样的个体或细胞也称为非整倍体。最常见类型为亚二倍体和超二倍体。染色体数目少于二倍体的称为亚二倍体，多于二倍体的称为超二倍体。某号染色体缺失一条就构成这号染色体的单体型。例如，Turner 综合征，其核型为 45，X。某号染色体多一条就构成这号染色体的三体型。三体型是常见的人类染色体数目畸变类型，如 21 三体综合征、18 三体综合征和 13 三体综合征。某号染色体多出两条或两条以上，则构成多体型。例如 X 四体型（核型为 48，XXXX）。

非整倍体改变的主要原因是细胞分裂时染色体的不分离或染色体丢失。假如在减数分裂过程中，减数分裂Ⅰ后期，出现同源染色体不分离（图 4-3），或者减数分裂Ⅱ后期姐妹染色单体不分离（图 4-4），结果分裂后产生的生殖细胞，一个生殖细胞中某号染色体多一条，另一个生殖细胞则少一条染色体，产生 n＋1 和 n－1 类型的配子。这种配子和正常配子结合，就形成了三体型和单体型个体。

3. 嵌合体　染色体不分离现象如果发生在受精卵卵裂过程中，就会使一个胚胎中的部分细胞发生染色体数目变异，导致一个个体中具有几种不同核型的细胞系。由两种或两种以上不同核型的细胞系组成的个体就称为嵌合体。例如，核型为 45，X/46，XX 个体，即该个体体内含有核型为 45，X 和 46，XX 的两种细胞系。

4. 染色体数目畸变的描述方法　染色体数目畸变的描述方法："染色体总数（含性染色体数），逗号，性染色体组成，逗号，＋（－）异常染色体序号"。例如，18 三体型可描述为 47，XX（XY），＋18；18 单体型可描述为 45，XX（XY），－18。

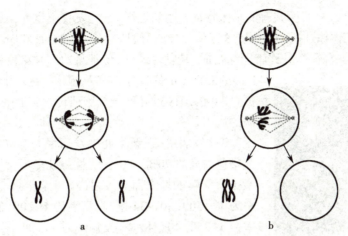

图4-3 减数分裂Ⅰ后期同源染色体不分离
a. 正常分裂；b. 同源染色体不分离。

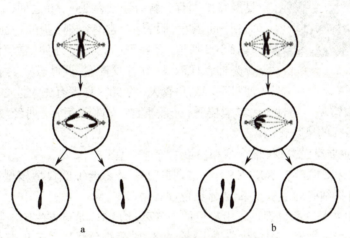

图4-4 减数分裂Ⅱ后期姐妹染色单体不分离
a. 正常分裂；b. 姐妹染色单体不分离。

（二）染色体结构畸变

人体受某些理化因素（如辐射、致畸物质等）和某些生物因素（如病毒）的影响，引起染色体发生断裂，如果断裂后的重接过程中发生错误，就会导致染色体结构异常。染色体断裂和重接是染色体结构畸变的根本原因。染色体结构畸变的类型有：缺失、重复、倒位和易位。

二、常见染色体病

染色体病是指由染色体数目或结构畸变所引起的疾病。染色体上排列着大量的基因，染色体畸变必然造成大量的遗传物质的改变，严重影响基因平衡状态，所以临床上染色体病多表现为多种症状的综合征。

染色体病按照染色体种类和表型可以分为常染色体病和性染色体病。

（一）常染色体病

因常染色体（1～22号染色体）畸变所引起的疾病称为常染色体病。常染色体病大约占染色体病总数的 2/3,其所共有的临床特征有生长迟缓、智力发育不良并伴有先天性多发畸形,主要有 21 三体综合征,其次为 18 三体综合征,偶见 13 三体综合征和 5p⁻ 综合征等。

1. 21 三体综合征　又称唐氏综合征,是发现最早、最常见的一种染色体病。英国医生 Langdon Down 在 1866 年首次报道,故又命名为 Down 综合征(图 4-5)。1959 年法国细胞遗传学家 Lejeune 首先证实此病的病因是多了一条小的 G 组染色体(21 号)。

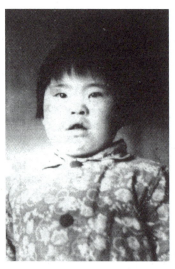

图 4-5　21 三体综合症患者外观

(1)发病率:在新生儿中发病率为 1/800～1/600,占小儿染色体病的 70%～80%,男性患儿多于女性。发病率随母亲生育年龄的增高而显著增高,母亲年龄 25～29 岁,发病率为 1:1500;30～34 岁,发病率为 1:800;35～39 岁,发病率为 1:250;40～44 岁,发病率为 1:100;≥45 岁,发病率为 1:50。

(2)临床表现:患者主要表现为智力低下,身体发育不良及特殊面容。智力通常在 25～50 之间,缺乏抽象思维能力;眼间距宽、眼裂小,常有斜视;头颅小而圆,枕部扁平;耳郭小及低位,鼻扁平;舌头大、外伸、常流涎,所以此病又称为伸舌样痴呆;软骨发育差,四肢较短,约 50% 患者具有通贯手,atd 角较大;约 50% 患者有先天性心脏病,房中隔缺损与房室畸形较常见。男性患者常有隐睾,一般不育;女性患者常无月经,少数能生育,但将此病遗传给后代的风险较高。

(3)核型:主要有游离型、嵌合型和易位型三种类型。

1)游离型:核型为 47,XX(XY),+21,是 21 三体综合征的典型核型,约占病例数的 95%。患者所有体细胞均多了一条 21 号染色体。

发病原因主要是减数分裂过程中染色体不分离,约 95% 是母方生殖细胞不分离所造成的,而且主要是发生在第一次减数分裂,含有 2 条 21 号染色体的卵子和正常精子结合就产生了这种核型患者。

2)嵌合型:核型为 46,XX(XY)/47,XX(XY),+21,占全部病例的 1%～2%。由于患者体内含有两种细胞系,所以临床症状主要取决于患者体内 21 三体型细胞所占的比例。21 三体型细胞比例越大,其症状越严重,但一般轻于游离型。

3)易位型:占唐氏综合征患者的 3%～4%,常见核型为 46,XX(XY),−14,+ t (14q21q)。即患者体细胞内缺少了一条 14 号染色体,多了一条由 14 号染色体和 21 号染色体发生易位后形成的罗伯逊易位的异常染色体。

2. 18 三体综合征　1960 年 Edward 等首先报道,所以又称为 Edward 综合征。

(1)发病率:新生儿发病率为 1/8000～1/3500。发病率与母亲年龄增高有关。

(2)临床表现:患者出生时低体重,肌张力过低,继而肌张力亢进,手掌呈特殊握拳状,即第二、第五指放在第三、第四指之上;生长发育迟缓,智力低下;常有先天性心脏病,多为室间隔缺损。由于患儿严重畸形,所以存活时间不长。

(3)核型:80% 患者核型为 47,XX(XY),+18,少数患者为嵌合型或易位型。和 21 三体综合征一样,18 三体综合征的发病原因主要在于患者母亲,在形成卵子的减数分裂过程中 18 号染色体不分离。

3. 13 三体综合征 又称 Patau 综合征。

(1) 发病率：新生儿中的发病率约为 1/25 000，女性明显多于男性。发病率与母亲年龄增高有关。

(2) 临床表现：患者的畸形比上述两种综合征患者更为严重。多数患者有唇裂、腭裂、眼异常、鼻宽及扁平、多指（趾）、先天性心脏病等。智力与生长发育严重滞后。

(3) 核型：80% 患者为游离型 13 三体型，核型为 47, XX（XY）, +13，少数患者为嵌合型或易位型。发病与母亲年龄有关，额外的 13 号染色体主要来自母方的第一次减数分裂不分离。

4. 5p⁻ 综合征 1963 年 Lejeune 等首先报道。因患儿哭声类似猫叫，所以又称为猫叫综合征。此病是最常见的染色体缺失综合征。

(1) 发病率：发病率约为 1/50 000，受累个体女性多于男性。

(2) 临床表现：最主要的临床症状是患儿特有的类似猫叫的哭声，多数患者在 2 岁内有此症状，但随着年龄增长，猫叫样的哭声会逐渐消失。其次是小头，婴儿满月脸，眼间距宽，耳位低，生长发育迟缓，智力严重低下，常伴有先天性心脏病。

(3) 核型：核型为 46, XX（XY）, 5p⁻。患者 5 号染色体短臂 5p14 或 5p15 缺失是引发该综合征的关键因素。

(二) 性染色体病

由性染色体数目异常或结构畸变引起的疾病称为性染色体病。性染色体病的主要临床症状在于性发育不全、两性畸形或原发性生育能力低下，部分患者智力低下和行为异常。

1. 先天性睾丸发育不全症 1942 年 Klinefelter 等首先报道而命名，所以又称为 Klinefelter 综合征。1956 年 Bradbury 等证明这类患者的体细胞在分裂间期有一个巴氏小体（正常男性巴氏小体为阴性），1959 年 Jacob 等证实患者比正常男性多了一条 X 染色体，所以本病也常称为 XXY 综合征。

(1) 发病率：发病率相当高，在男性新生儿中占 1/1000～2/1000，在精神病患者或刑事收容者中占 1/100，在不育男性中占 1/10。

(2) 临床表现：外观男性，儿童期没有任何症状，青春期开始出现临床症状：身材高大，睾丸小且不发育，不能产生精子而无生育能力；第二性征发育不良，胡须阴毛稀少，喉结不明显；约 25% 病例有乳房发育，皮肤细嫩；少数患者伴有先天性心脏病。智力正常或轻度低下，部分患者有精神异常或精神分裂症倾向。X 染色体数目越多，性征和智力发育障碍越严重。另外，个别嵌合型患者能够生育。

(3) 核型：80%～90% 的病例核型为 47, XXY；10%～15% 的患者为嵌合型，常见核型为 46, XY/47, XXY 和 46, XY/48, XXXY。父方或母方的生殖细胞在减数分裂过程中发生染色体不分离是发病的主要原因，也有部分患者则是由于早期胚胎发育卵裂过程中染色体不分离。

2. 先天性卵巢发育不全综合征 也称为先天性性腺发育不全症。1938 年美国内分泌专家 Henry Turner 首先报道并命名，所以又称为 Turner 综合征。1959 年 Ford 证明患者核型为 45, X。

(1) 发病率：在新生女婴中为 1/5000～1/3500，但在自然流产胎儿中则高达 18%～20%。

(2) 临床表现：以性器官幼稚、身材矮小（大多数在 150cm 以下）、肘关节外翻为主要特征。外观女性，原发性闭经，乳房发育差，乳头发育不全，性腺为纤维条索状，无滤泡，子

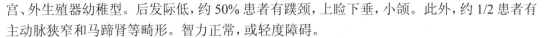

宫、外生殖器幼稚型。后发际低，约50%患者有蹼颈，上睑下垂，小颌。此外，约1/2患者有主动脉狭窄和马蹄肾等畸形。智力正常，或轻度障碍。

（3）核型：约55%的患者核型为45，X。另外还有嵌合型和结构异常核型患者，最常见的嵌合型核型为45，X/46，XX。嵌合型患者临床表现较轻，轻者可能有生育能力。本病的发病约75%是由于父方在形成精子的减数分裂过程中，发生了染色体不分离所造成。由于X和Y染色体不分离，产生了含有XY染色体和不含性染色体的两种精子，不含性染色体的精子和正常卵子结合，就形成了核型为45，X类型的受精卵。

（三）两性畸形

患者的性腺或内外生殖器、副性征具有两性特征的个体称为两性畸形。患者体内既有男性性腺又有女性性腺，内外生殖器也具有两性特征的畸形称为真两性畸形；患者体内只有一种性腺，但外生殖器具有两性特征的个体就是假两性畸形。

1. 真两性畸形外表男性或女性，患者体内同时具有睾丸和卵巢两种性腺。约40%的患者同时具有睾丸和卵巢，分别位于身体两侧；另有40%的患者，其一侧为卵巢或睾丸，另一侧为睾丸组织和卵巢组织混合而成的结构——卵睾；20%的患者两侧均为卵睾。真两性畸形患者的核型主要有46，XY/46，XX、46，XX/47，XXY、46，XY/45，X等。

2. 假两性畸形根据患者体内性腺的类型，假两性畸形可分为男性假两性畸形和女性假两性畸形。男性假两性畸形患者的核型为46，XY，外生殖器介于两性之间。例如睾丸女性化综合征，患者有睾丸，外生殖器呈女性特征，阴道短浅、阴蒂肥大、无子宫和卵巢，乳房发育、阴毛稀少；睾丸常位于腹腔、腹股沟或大阴唇内，无精子发生。女性假两性畸形患者的核型为46，XX，性腺为卵巢。如先天性肾上腺皮质增生症，该病为常染色体隐性遗传病。因为患者体内缺乏肾上腺皮质激素合成代谢中的某些酶，使皮质醇合成受阻，皮质醇前体物大量转化成睾酮等雄性激素，从而使患者体内具有较高的雄性激素水平。胚胎期在过量雄性激素的作用下，生殖器及副性征出现男性化，如阴蒂肥大或发育成阴茎，体壮多毛等。

（赖德慧）

第三节　单基因遗传病

单基因病（single-gene disorder）是受一对等位基因控制而发生的遗传病，其传递方式遵从孟德尔定律。单基因病通常可分为：常染色体显性遗传病、常染色体隐性遗传病、X连锁显性遗传病、X连锁隐性遗传病和Y连锁遗传病等5种类型。

研究人类遗传病的遗传方式最常用的是系谱分析法。系谱（pedigree）是指从先证者（家族中第一个被确诊为患某种遗传病的人）入手，在详细调查了其家庭成员的发病情况后，按一定的方式绘制成的图谱。系谱中不仅包括患病个体，也包括全部健康的家庭成员。系谱中用的符号见图4-6。在绘制系谱时，首先从先证者开始着手调查研究，追溯调查若干代家庭成员，然后根据调查资料，用特定的符号绘制成系谱。根据系谱进行回顾性分析，以便确定所发现的某一特定性状或疾病是否具有遗传因素的影响及其可能的遗传方式，从而对家系中其他成员的发病情况作出预测，这称为系谱分析。在调查过程中，调查的人数越多越好，全部工作除要求信息准确外，还要注意患者的年龄、性别、病情、死亡原因和是否有近亲婚配等。

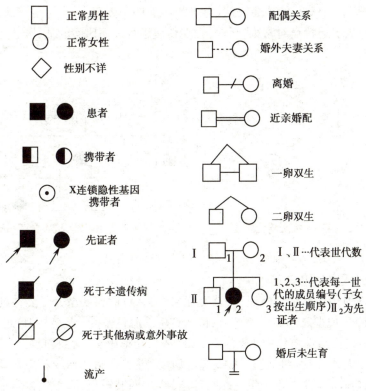

图4-6　系谱中常用的符号

一、常染色体显性遗传病

控制某种性状或疾病的基因是位于常染色体上的显性基因,其遗传方式称为常染色体显性遗传(autosomal dominant,AD)。由常染色体上显性致病基因引起的疾病称为常染色体显性遗传病。假定用 A 表示显性致病基因,用 a 表示隐性正常基因,则基因型为 AA 和 Aa 的个体患病,基因型 aa 的个体正常。但由于基因表达受多种复杂因素的影响,杂合体(Aa)有可能出现不同的表现形式,因此可将常染色体显性遗传分为完全显性遗传、不完全显性遗传、共显性遗传、不规则显性遗传和延迟显性遗传等类型。

(一)完全显性遗传

完全显性遗传是指杂合体患者(Aa)与显性纯合体患者(AA)的表现型完全相同。例如齿质形成不全症患者牙齿有明显缺陷,牙齿上常出现灰色或蓝色的乳光,牙齿容易被磨损。如果用 A 表示致病基因,a 表示正常的等位基因,患者的基因型有两种,纯合体(AA)和杂合体(Aa),它们的临床表现无区别,但临床上所见到的患者大多数为杂合体,这些患者与正常人婚配,后代有 1/2 是患者,1/2 是正常人(图4-7)。

图4-8 是齿质形成不全症的系谱,通过该分析可知,常染色体显性遗传病的系谱有如下特点。

1. 系谱中可看到连续几代都有患者,即连续传递现象。

2. 致病基因位于常染色体上,男女发病机会均等,发病与性别无关。

3. 患者的基因型绝大多数为杂合体,患者的双亲中必有一方为患者,患者的同胞约有 1/2 为患者。

4. 双亲无病时，子女一般不会发病，除非发生新的基因突变。

临床上可根据上述特点对常染色体显性遗传病进行发病风险的估计。

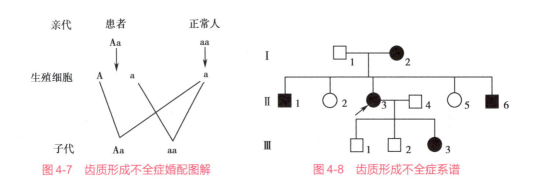

图4-7 齿质形成不全症婚配图解   图4-8 齿质形成不全症系谱

（二）不完全显性遗传

不完全显性遗传也称半显性遗传，是指杂合体（Aa）的表现型介于显性纯合体（AA）和隐性纯合体（aa）表现型之间。由于杂合体（Aa）中的隐性基因（正常基因）也有一定程度的表达，所以在不完全显性遗传中，杂合体（Aa）常为轻型患者，显性纯合体（AA）为重型患者。例如软骨发育不全症，纯合体（AA）患者病情严重，在胎儿期或新生儿期死亡，而杂合体（Aa）患者病情较轻，并且在出生时即有体态异常、四肢短粗、下肢向内弯曲、腰椎明显前突、臀部后突、手指齐平、头大等临床症状；软骨发育不全是由于软骨母细胞的生长及成熟发生异常，导致软骨内成骨障碍而造成。

如果两个软骨发育不全症患者（Aa）婚配，其后代中1/2为杂合体（Aa）患者，1/4为正常人（aa），1/4为显性纯合体（AA）患者（图4-9）。后代中纯合体患者、杂合体患者和正常人的表现型比为1∶2∶1，而完全显性遗传在这种婚配，子代中患者与表现型正常个体的表现型比为3∶1。

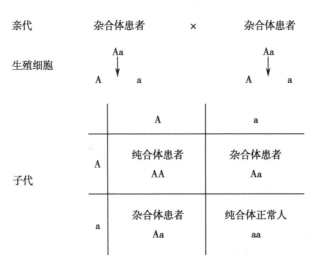

图4-9 软骨发育不全症图解

（三）共显性遗传

MN 血型系统

　　人类红细胞血型系统中的一种。MN 血型是继 ABO 血型系统后被检出的第二个血型系统。MN 血型系统是由兰德斯特勒和列维利两人在 1927 年发现的，它根据红细胞上所含 M、N 抗原的不同，将人类血型分为 M 型、N 型和 MN 型三种。红细胞中含有 M 抗原的为 M 型，含有 N 抗原的为 N 型，MN 两种抗原都有的为 MN 型。

　　MN 血型系统在法医实践中运用得比较广泛。

　　共显性遗传是指一对等位基因之间没有显性和隐性的区别，在杂合状态下两种基因的作用都充分表现出来。例如人类的 ABO 血型系统中的 AB 血型（I^AI^B）与 MN 血型系统中的 MN 血型（MN）遗传都属于共显性遗传。

　　ABO 血型决定于一组复等位基因 I^A、I^B、i，这三种基因位于 9q34 同一位点。复等位基因是指在一对同源染色体的某一特定位点有三种或三种以上的基因，但对每个个体来说只能拥有其中任意两个基因（一对基因）。I^A 和 I^B 基因对 i 是显性基因，i 基因是隐性基因，I^A 与 I^B 为共显性。I^A 决定红细胞表面有 A 抗原，所以基因型 I^AI^A 和 I^Ai 的个体红细胞膜上都有 A 抗原，表现为 A 血型；I^B 决定红细胞表面有 B 抗原，基因型 I^BI^B 和 I^Bi 的个体红细胞膜上都有 B 抗原，表现为 B 血型；基因型 I^AI^B 的个体由于 I^A 和 I^B 之间为共显性，结果这两种基因都完全得到了表达，红细胞膜上同时具有 A 和 B 两种抗原，表现为 AB 血型；基因型 ii 的个体不产生抗原，表现为 O 血型（表 4-1）。

表4-1　ABO 血型的特点

表型（血型）	基因型	红细胞抗原	血清中的天然抗体
A	I^AI^A, I^Ai	A	β
B	I^BI^B, I^Bi	B	α
AB	I^AI^B	A，B	—
O	ii	—	α，β

　　根据分离定律的原理，已知父母的血型就可推断子女可能出现的血型和一般不可能出现的血型；已知母亲和孩子的血型，也可推断父亲可能有的血型和不可能有的血型（表 4-2），这在法医学的亲子鉴定中有一定的参考作用。例如双亲分别为 AB 型（I^AI^B）和 O 型（ii），子女的血型只能是 A 型或 B 型，不可能是 O 型或 AB 型（图 4-10）。

表4-2　双亲和子女之间 ABO 血型的遗传关系

双亲的血型	可能基因组合类型	子女可能出现血型	子女不可能出现血型
A×A	I^AI^A×I^AI^A; I^Ai×I^Ai; I^AI^A×I^Ai	A，O	B，AB
A×O	I^AI^A×ii; I^Ai×ii	A，O	B，AB
A×B	I^AI^A×I^BI^B; I^Ai×I^BI^B; I^AI^A×I^Bi; I^Ai×I^Bi	A，B，AB，O	—
A×AB	I^AI^A×I^AI^B; I^Ai×I^AI^B	A，B，AB	O

续表

双亲的血型	可能基因组合类型	子女可能出现血型	子女不可能出现血型
B×B	$I^BI^B × I^BI^B$；$I^BI^B × I^Bi$；$I^Bi × I^Bi$	B，O	A，AB
B×O	$I^BI^B × ii$；$I^Bi × ii$	B，O	A，AB
B×AB	$I^BI^B × I^AI^B$；$I^Bi × I^AI^B$	A，B，AB	O
AB×O	$I^AI^B × ii$	A，B	AB，O
AB×AB	$I^AI^B × I^AI^B$	A，B，AB	O
O×O	$ii × ii$	O	A，B，AB

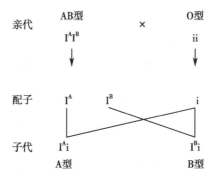

图 4-10　AB 型与 O 型婚配图解

（四）不规则显性遗传

不规则显性遗传又称外显不全，是指带有显性致病基因的杂合体（Aa）由于受遗传背景或环境因素的影响而没有表现出相应的症状，导致显性遗传规律出现不规则的现象。也就是说，杂合体（Aa）在不同的条件下，可以表现出相应的显性性状，也可以表现为隐性性状，即不表达相应的性状。

多指（趾）畸形是一个不规则显性遗传的典型病例。图 4-11 为一个多指（趾）畸形系谱，系谱中Ⅲ₂为先证者，其后代一对儿女均为多指（趾）患者，Ⅲ₂的致病基因究竟是来自父亲还是母亲？从系谱特点可知，Ⅲ₂的致病基因来自父亲，这可从Ⅲ₃的二伯父为多指（趾）畸形患者到旁证。Ⅲ₂的父亲的致病基因由于某种原因未能得到表达，所以未发病，但其携带的致病基因仍会向后代传递，使后代在适宜的条件下，又可表现多指（趾）症状。

不规则显性产生原因尚不十分清楚。目前认为不同个体具有的不同遗传背景和生物体的内外环境对基因表达所产生的影响，可能是引起不规则显性的重要原因。

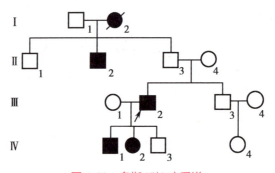

图 4-11　多指（趾）症系谱

（五）延迟显性遗传

延迟显性遗传是指某些带有显性致病基因的杂合体在生命的早期不表现出相应的症状，当发育到一定年龄时，致病基因的作用才表现出来的遗传方式。

例如家族性结肠息肉症就是一种延迟显性遗传病。该病患者的结肠壁上长有许多大小不等的息肉，临床上主要症状为便血并伴黏液。35 岁前后，有的结肠息肉可恶变成结肠癌，这种致病基因的作用要到了一定年龄才表现出来，发病具有延迟现象，该病基因定位于 5q21～q22。

图 4-12 中所示 Ⅰ₁、Ⅱ₁、Ⅱ₃ 已发病，说明他们的基因型均为 Aa，值得注意的是 Ⅲ₁、Ⅲ₂、Ⅲ₃ 都有 1/2 的发病风险，虽然他们均无症状，可能是因为还未到发病年龄，他们应该注意结肠的定期检查，并培养良好的卫生习惯，以预防癌变的发生。

延迟显性一般发病年龄在 30～40 岁期间，但也有 10 余岁或延迟到 60 岁以后才发病的病例。例如，遗传性舞蹈症，常在 30～45 岁时缓慢起病，临床表现为进行性加重的舞蹈样不自主运动和智力障碍，疾病基因定位于 4p16.3。

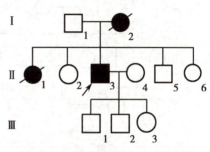

图 4-12　家族性结肠息肉症的系谱

以上是在常染色体显性遗传（AD）病的传递中，已被人们认识的一些遗传类型，在分析一种 AD 遗传病时，需要鉴别和区分，才能找到疾病发生的原因和规律，从而进行诊治或选择生育健康的后代。

二、常染色体隐性遗传病

控制某种性状或疾病的基因是位于常染色体上的隐性基因，其遗传方式称为常染色体隐性遗传（autosomal recessive，AR）。由常染色体上隐性致病基因引起的疾病称为常染色体隐性遗传病。

在常染色体隐性遗传中，假定用 a 表示隐性致病基因，相应的显性基因 A 就是正常基因，则基因型 AA 和 Aa 的个体表现型正常，基因型 aa 的个体患病。由于有正常显性基因（A）的存在，致病隐性基因（a）的作用被掩盖而不能表达，所以杂合体（Aa）不发病，这种表现型正常但带有致病基因的杂合体称为致病基因携带者，简称携带者（carrier）。AR 遗传病只有在基因处于隐性纯合状态（aa）时才能表现出来，因此临床上所见到的 AR 遗传病患者，往往其父母都是携带者。

白化病是一种较为常见的皮肤及其附属器官黑色素缺乏所引起的疾病。该病发病率为 1/10 000～1/12 000，呈常染色体隐性遗传。由于患者体内缺少酪氨酶而导致黑色素的合成发生障碍，从而引起白化症状：患者眼睛、皮肤、毛发缺乏色素，全身白化，畏光，终身不变，患者视网膜因无色素，虹膜和瞳孔呈淡红色，羞明怕光，眼球震颤，常伴有视力异常。患者对阳光敏感，曝晒可引起皮肤角化增厚，并易诱发皮肤癌。

图 4-13 为白化病家族系谱。通过系谱分析可知常染色体隐性遗传系谱有如下特点。

1. 男女发病率均等。由于基因位于常染色体上，所以它的发生与性别无关。

2. 不连续遗传，常为散发病例，有时系谱中只有先证者一个患者。

3. 患者的双亲往往表型正常，但都是致病基因的携带者。患儿的同胞中约占 1/4 为患者，约 3/4 正常，在表型正常的同胞中有 2/3 的可能性为携带者。

4. 近亲婚配时，子女中隐性遗传病的发病率要比非近亲婚配者高得多。这是由于他们来自共同的祖先，往往具有某种共同的基因。

现用 e 表示白化病致病基因，正常基因为 E。当一对夫妇均为携带者（Ee）时，他们的后代将有 1/4 的可能性会是白化病患儿（ee），3/4 的可能性为表型正常的个体，且表型正常的个体中有 2/3 的可能性为白化病基因携带者（Ee）（图 4-14）。

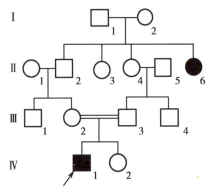

图 4-13　白化病的系谱

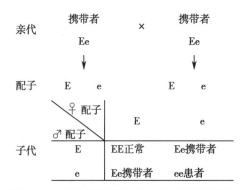

图 4-14　白化病基因携带者相互婚配示意图

人类常染色体隐性遗传病目前临床常见有白化病、先天性聋哑、高度近视、苯丙酮尿症、肝豆状核变性、尿黑酸尿症、镰状细胞贫血症等。事实上，一些发病率极低的遗传病仅见于近亲结婚所生的子女中。通常将 3～4 代以内有共同祖先的个体称为近亲，近亲个体之间的婚配称为近亲婚配（consanguineous marriage）。

近亲婚配的危害主要是子女患病风险比非近亲婚配高，这是由于近亲个体可能带有共同祖先传递下来的同一致病基因，因此，他们婚配后所生后代基因纯合的概率比随机婚配高。亲缘系数是指群体中个体之间基因组成的相似程度，可以看作拥有共同祖先的两个人，在某一位点上具有同一基因的概率。父母和子女之间以及同胞之间，任何一个基因相同的可能性为 1/2，称为一级亲属，亲缘系数为 0.5；依此推算，一个人和他（她）的叔、伯、姑、舅、姨、祖父母和外祖父母之间，基因相同的可能性为 1/4，称为二级亲属，亲缘系数为 0.25；其表兄妹或堂兄妹之间基因相同的可能性为 1/8，称为三级亲属，亲缘系数为 0.125。

如果群体中某种常染色体隐性遗传病携带者频率为 1/50，当人群中随机婚配的夫妇均为携带者时，依分离规律推测，每次生育出隐性遗传病患儿可能性为 1/4，所以该病随机婚配生出隐性遗传病患儿的风险为 1/50×1/50×1/4＝1/10 000（其中 1/50×1/50 代表夫妇两人同时是携带者的可能性），而表兄妹婚配出生患儿的风险为 1/50×1/8×1/4＝1/1600，可见表兄妹婚配生出隐性遗传病患儿的风险是随机婚配的 6.25 倍。若某种 AR 疾病在人群中携带者的频率为 1/500，则表兄妹婚配生出 AR 患儿的风险是随机婚配的 62.5 倍。因此，近亲婚配可增加群体中 AR 的发病率，而且 AR 病愈少见，近亲婚配的后代患病的相对风险增高越显著。

近亲婚配的危害性同时表现在多基因遗传病的发病风险增加，常见的一些先天性缺陷和多基因遗传病，如脑积水、唇裂、无脑儿、精神分裂症、先天性心脏病，在近亲婚配子女中的发病率比非近亲婚配子女中发病率高。调查显示，近亲结婚的子女中，多基因病的发病率为 9.9%，而非近亲结婚的子女中多基因病的发病率仅为 0.9%，所以说，近亲婚配降低人口素质，后患无穷。

三、X 连锁显性遗传病

人类的有些性状或疾病在男女个体中出现的概率不同，或男高女低，或女高男低，这是因为这些性状或疾病是受性染色体的基因控制，因此性状的表达必然与性别有密切的联系，这种遗传方式为性连锁遗传。根据人类性染色体及性染色体上致病基因的表达不同，可将性连锁遗传分为 X 连锁显性遗传（X-linked dominant，XD），X 连锁隐性遗传（X-linked recessive，XR）和 Y 连锁遗传（Y-linked inheritance，YL）。

控制一种性状或疾病的基因位于 X 染色体上，且这种基因为显性基因，其遗传方式称为 X- 连锁显性遗传。由于 X 染色体上显性致病基因引起的疾病称为 X- 连锁显性遗传病（XD 型）。

由于致病基因是显性，所以不论男性还是女性，只要 X 染色体上有一个致病基因就会发病。女性细胞有 2 条 X 染色体，男性细胞中只有 1 条 X 染色体，因此，X 连锁显性遗传病的发病率女性要比男性约高一倍，但男患者的病情重于女患者。

例如抗维生素 D 性佝偻病，又称家族性低磷血症，患者由于肾小管对磷酸盐再吸收障碍，从而血磷下降、尿磷增多、肠道对钙、磷的吸收不良而影响骨质钙化，形成佝偻病。患儿多于 1 周岁左右发病，最先出现的症状为"O"形腿，严重的有进行性骨骼发育畸形，多发性骨折、骨疼、不能行走，生长发育缓慢等症状。女性患者病情较男性患者轻，这可能是女性患者多为杂合子，其中正常 X 染色体的基因还发挥一定的作用。患者服用常规剂量的维生素 D 无效，只有大剂量维生素 D 和磷的补充才能见效，因此称为抗维生素 D 性佝偻病。

如果用 X^D 表示抗维生素 D 性佝偻病的致病基因，用 X^d 表示相应的正常等位基因，则本病男性患者与正常女性婚配时女儿都患病，儿子都正常（图 4-15）；若女性杂合子患者与正常男性婚配，则儿子、女儿各有 1/2 的发病风险（图 4-16）。

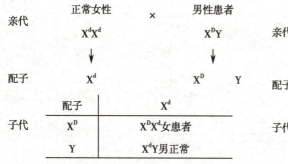

图 4-15　抗维生素 D 性佝偻病男患者与正常女性婚配基因图解

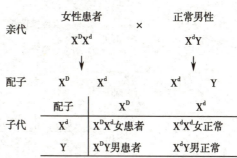

图 4-16　抗维生素 D 性佝偻病女患者与正常男性婚配基因图解

从上述婚配图解分析可见交叉遗传现象，即 X- 连锁显性遗传中男性患者的致病基因只能从母亲传来，将来也只能传给女儿，不存在男性向男性传递，这种现象称为交叉遗传。图 4-17 为典型的抗维生素 D 性佝偻病的系谱，通过分析可知，X- 连锁显性遗传的系谱有以下特点。

1．人群中女性患者多于男性患者，但女性病情较轻。

2．患者双亲之一为患者，系谱中常见连续传递的现象。

3．男性患者的女儿均为患者，儿子均正常；女性患者的后代中，女儿和儿子各有50%的发病风险。

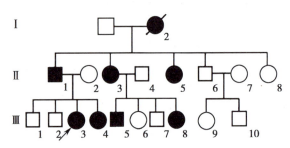

图4-17　抗维生素D性佝偻病的系谱

四、X连锁隐性遗传病

控制一种性状或疾病的基因位于X染色体上，且为隐性基因，这种基因的遗传方式称为X连锁隐性遗传（XR），由X染色体上隐性致病基因引起的疾病称为X连锁隐性遗传病（XR型）。

人类的红绿色盲就是X连锁隐性遗传的典型例子，患者不能正确区分红色和绿色。研究表明，在中国人中，男性红绿色盲的发病率为7%，女性红绿色盲的发病率约为0.5%。

如果用 X^b 代表红绿色盲的致病基因，用 X^B 代表相应的正常等位基因，则人群中的婚配有三种方式：若女性色盲基因携带者与正常男性婚配，后代中儿子将有1/2患病，其致病基因必定来源于母亲，女儿全部正常，但其中1/2为携带者（图4-18）；若男性色盲患者与正常女性婚配，后代中儿子都正常，女儿都是携带者；若女性色盲基因携带者与男性患者婚配，后代中女儿将有1/2为色盲，1/2为携带者；儿子将有1/2为色盲，1/2为正常。

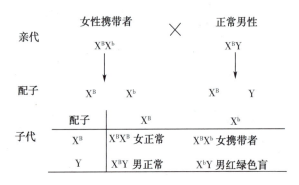

图4-18　女性红绿色盲携带者与正常男性婚配基因图解

X-连锁隐性遗传病在人群中男性患者多于女性，因为女性体细胞中的二条X染色体，在纯合隐性（X^bX^b）状态时才患病，而只含一个致病基因时（X^BX^b）为表型正常的携带者。但是男性只要X染色体上有隐性致病基因（X^bY）就会患病，所以男性细胞又称为半合子，细胞中只有一条X染色体，Y染色体缺少相应的等位基因。因此，临床常见X-连锁隐性遗传病的患者的多为男性。

图 4-19 是一个红绿色盲的系谱。通过红绿色盲系谱分析，可知 X- 连锁隐性遗传病系谱特点如下。

1. 人群中男性患者远多于女性患者，系谱中往往只有男性患者。

2. 双亲无病时，儿子可能发病，女儿则不会发病。如果儿子发病，其致病基因来自携带者母亲，具交叉遗传现象。

3. 如果女性是患者，其父亲一定是患者，母亲是携带者或患者；

4. 男性患者的兄弟、外祖父、舅父、姨表兄弟、外孙、外甥等可能是患者，其他亲属则不可能患病。

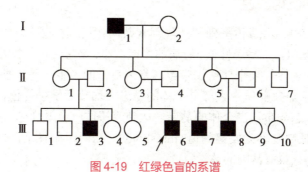

图 4-19　红绿色盲的系谱

五、Y 连锁遗传病

控制一种性状或疾病的基因位于 Y 染色体上，其传递方式称为 Y 连锁遗传。Y 染色体是一条很小的染色体，其携带的基因数量是所有人类染色体中最少的，Y 连锁遗传的传递规律比较简单，具有 Y 连锁基因者均为男性，这些基因将随 Y 染色体进行传递，父传子，子传孙，因此，Y- 连锁遗传又称全男性遗传。

目前已经知道的 Y 连锁遗传的性状或遗传病比较少，在 Y 染色体上基因研究已定位的有 H-Y 抗原基因，外耳道多毛基因和睾丸决定因子基因等。

在 Y 连锁遗传病中，关于 Y 染色体性别决定区（SRY）基因、无精子因子（AZF）基因目前研究较多，SRY 基因定位于 Yp11.32，决定未分化性腺发育成睾丸，如果 SRY 基因发生点突变、缺失，可导致性发育不全或性逆转综合征；AZF 基因定位于 Yp11.23，它控制精子的发生，该基因缺失或突变，则导致无精子症或严重精子减少。由于 SRY 基因和 AZF 基因缺陷个体一般不能生育，不能将突变传递给后代，往往是新发生的突变。

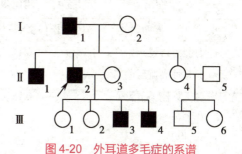

图 4-20　外耳道多毛症的系谱

图 4-20 为一个外耳道多毛症系谱，系谱中的患者均为男性，Y 染色体上具有外耳道多毛基因的男性，到了青春期，外耳道中可长出 2～3cm 的黑色硬毛，常可伸出耳孔之外，但系谱中所有女性均无此症状。

边学边练

实训三　人类遗传病

第四节 多基因遗传病

一些遗传性状或遗传病不是由一对基因控制,而是由多对基因控制,每对基因对该遗传性状或遗传病所起的作用微小,这些基因易受环境因素的影响,而且其作用可以累加,这些基因称为微效基因。由多对微效基因和环境因素共同影响而引起的疾病称为多基因遗传病(polygenic disorder),简称多基因病。人类的一些常见疾病,如高血压、冠心病、糖尿病、哮喘、精神分裂症以及唇裂、腭裂等都属于多基因病。

一、易患性和发病阈值

在多基因遗传病中,由遗传基础和环境因素共同作用,决定一个个体患病可能性的大小,称为易患性(liability)。易患性低,患病的可能性小;易患性高,患病的可能性大。在一定的环境条件下,易患性代表个体所携带致病基因数量的多少。易患性是多基因遗传病中使用的一个特定概念。在群体中大部分个体的易患性均接近于平均值,很低或很高易患性的个体都很少,呈正态分布。当个体的易患性达到或超过一定限度时,个体就要患病,使个体患病的易患性最低限度称为发病阈值(threshold)。在一定条件下,发病阈值代表造成发病所必需的、最少的该致病基因的数量。

二、遗传度

多基因遗传病是由遗传因素和环境因素的双重影响决定的,其中遗传因素起作用的大小,称为遗传度(heritability)(也称遗传率),遗传度一般用百分率(%)表示。

$$遗传度\% = 遗传因素/(遗传因素+环境因素)\times100\%$$

表4-3是人类常见多基因遗传病遗传度统计表,凡遗传度达70%~80%者,则表明遗传因素在决定易患性变异或发病上有重要作用;相反,遗传度达30%~40%者,则表明在决定发病上环境因素起主要作用,而遗传因素的作用不明显。

表4-3 常见多基因遗传病的发病率与遗传度

疾病	群体发病率/%	患者一级亲属发病率/%	遗传度/%
唇裂+腭裂	0.17	4	76
原发性高血压	4~8	20~30	62
先天性髋关节脱位	0.15	4	70
先天性畸形足	0.10	3	68
脊柱裂	0.3	4	60
先天性心脏病(各型)	0.5	2.8	35
精神分裂症	1.0	10	80
哮喘	4.0	20	80
强直性脊柱炎	0.2	7	70
冠心病	2.5	7	65

三、多基因遗传病的特点

多基因遗传病的形成是微效基因累加作用和环境因素双重影响的结果,常见如下特点:

1. 发病有家族聚集倾向,一级亲属发病率一般在1%～10%。

2. 患者亲属发病风险随着亲缘关系的疏远而降低。例如,唇腭裂群体发病率为0.17%,患者一级亲属的发病率为4%,患者二级亲属的发病率为0.7%,患者三级亲属的发病率为0.3%。随着亲缘关系的递减,发病率迅速下降,尤其是一、二级亲属之间下降幅度尤为明显。

3. 不同种族的基因库不同,所以有些多基因病的发病率存在种族差异。

4. 近亲婚配时,子女的发病风险增高,但不如常染色体隐性遗传病那样显著,这可能与多基因的累加作用有关。

5. 单卵双生患病一致率高于二卵双生患病一致率。

四、多基因遗传病发病风险的估计

1. 在遗传度较高(遗传度70%～80%,群体发病率为0.1%～1%)的多基因遗传病中,患者一级亲属的发病率大约近似于一般群体发病率(P)的平方根(Edward 公式)。

例如,唇腭裂在群体中的发病率为0.17%,患者的一级亲属的发病率约为4%。图4-21表明了群体发病率、遗传度和患者一级亲属发病率的关系,从中可以估计多基因病的发病风险。例如,无脑畸形和脊柱裂的人群发病率为0.38%,在图中查出0.38之点,做一垂直线与纵轴线平行;一级亲属发病率为4%,在纵轴上查出4%的位置,做一与横轴平行的平行线,从两线交点与斜线的距离可估计出遗传度为60%左右。

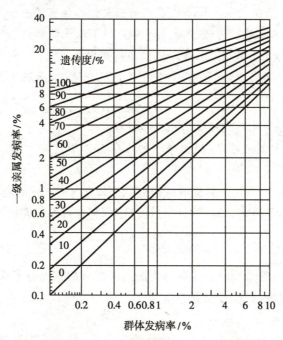

图 4-21 群体发病率、遗传度与患者一级亲属发病率的关系

2. 患者亲属的发病率随亲缘关系的疏远而逐渐降低。

例如,唇裂的群体发病率为0.17%,患者一级亲属的发病率为4%,二级亲属的发病率为 0.7%，三级亲属的发病率为 0.3%。

3．当一个家庭中患者人数越多，亲属再发风险就越高。

例如，一对夫妇已生过一个唇腭裂的患儿，再次生育时其子女再发风险为 4%；如果已生育两个唇裂患儿，第三胎子女再发风险就会增高 2～3 倍，接近 10%。生育患儿越多，说明这对夫妇携带的致病基因越多，其子女再发风险必然相应提高。

4．患者病情越严重，其一级亲属的再发风险越高。这是因为患者的病情越严重，说明带有的致病基因越多，其后代的再发风险就越高。

5．当某种多基因病的群体发病率如有性别差异时，说明该病在不同性别中的发病阈值是不同的。在这种情况下，群体发病率高的性别发病阈值低，该性别的患者的子女再发风险低；相反，群体发病率低的性别发病阈值高，该性别的患者的子女再发风险高。

例如，先天性幽门狭窄的男性发病率为 0.5%，女性发病率为 0.1%，男性发病率是女性的 5 倍。男性患者的儿子发病风险为 5.5%，女儿的发病风险为 2.4%；女性患者的儿子的发病风险为 20%，女儿的发病风险是 7%。这是因为，女性发病率低，女性患有此病时，说明她具有此病更多的致病性基因，所以其后代发病的可能性就更高。

第五节　分子病与遗传性代谢缺陷

工作情景与任务

导入情景：

两年前，老王的儿子东东在医院降生了。老王夫妇已经有了一个 8 岁的女儿，这次又添了一个儿子他感到心满意足。可慢慢地妻子感觉到了儿子的异常，儿子快一岁了，竟然坐不起来。他们以为儿子营养不良，于是给他买了鸡鸭肉蛋，可是东东吃了就拼命哭闹，渐渐地头发、眉毛也变黄了，智力越来越差，一岁半了也不会说话，尿液还有鼠尿味。

工作任务：

1．你作为医务人员，给东东所患疾病作出正确诊断。

2．说出东东智力越来越差的原因，提出合理化治疗建议。

基因突变使 DNA 分子的碱基组成或排列顺序发生了改变，从而导致蛋白质和酶合成异常，引起分子水平的遗传病。通常可以分为分子病和遗传性代谢缺陷两类。

一、分子病

基因突变导致蛋白质结构或合成量异常所引起的疾病称为分子病（molecular disease）。包括血红蛋白病、血浆蛋白病、受体蛋白病等。

（一）血红蛋白病

血红蛋白是红细胞中具有重要生理功能的蛋白质，是血液中红细胞携带、运输氧气和二氧化碳的载体。血红蛋白病（hemoglobinopathy）是指珠蛋白分子结构或合成量异常所引起的疾病，主要临床表现是缺氧或溶血等。常见血红蛋白病有镰状细胞贫血和地中海贫血，都是珠蛋白基因突变或缺陷所致。目前全世界至少有 1.5 亿人携带血红蛋白病的基因，主要分布于非洲、地中海地区和东南亚人群中。地中海贫血在广西、海南、云南、广东、贵州等南方省份高发,其基因人群携带率在广西、海南、云南高达20%。

镰状红细胞贫血为常染色体隐性遗传病。患者的红细胞呈镰刀状,镰状红细胞引起血黏度增加,易使微细血管栓塞,造成散发性的组织局部缺氧,甚至坏死,产生肌肉、骨骼痛或腹痛等危象。同时,镰状细胞变形能力降低,通过狭窄的毛细血管时,不易变形通过,挤压时易破裂,导致溶血性贫血。

正常血红蛋白分子由两条 α 链和两条 β 链构成,β 珠蛋白基因簇定位于 11p15.5。研究发现,镰状红细胞贫血患者 β 链第6位氨基酸的密码子由 GAG 突变成了 GTG,导致编码的氨基酸由谷氨酸变成缬氨酸,这一关键位置氨基酸的替换导致血红蛋白空间结构改变,最终使得圆盘状红细胞变成为镰状红细胞。

地中海贫血(thalassemia)简称地贫,是由于珠蛋白基因缺失或缺陷,导致珠蛋白链结构异常或合成量降低,而产生的溶血性贫血。地中海贫血主要分 α 和 β 地中海贫血两种,以 α 地中海贫血较为常见。

(二)其他分子病

1. 血友病　血友病(hemophilia)是一组由于凝血因子遗传性缺乏引起的出血性疾病,主要分为:甲型血友病(血友病 A)、乙型血友病(血友病 B)、丙型血友病(血友病 C)以及与血友病有关的血管性假血友病。其中甲型血友病和乙型血友病均为 X 连锁隐性遗传,丙型血友病为常染色体隐性遗传。各型的比例为甲型79.83%,乙型14.1%,丙型2.8%,血管性假血友病3.3%。

甲型血友病的主要临床表现为出血倾向,特点是反复自发性出血或轻微创伤后出血不止。出血部位可涉及皮肤、黏膜、肌肉和关节腔等各组织器官。乙型血友病的临床表现与甲型相似,但重型患者相对较少,轻型较多。丙型血友病比甲型和乙型轻微。

2. 受体病　受体是细胞膜表面的一种特殊蛋白质,可以识别并特异地与有生物活性的化学信号物质(配体)结合,从而激活或启动一系列生物化学反应,最后导致该信号物质特定的生物效应。受体蛋白的基因突变会导致受体蛋白结构或数量异常,引起受体病(receptor disease)。

家族性高胆固醇血症(FH)是一种受体蛋白病,是常见的高脂蛋白血症之一。患者的血浆中胆固醇含量特异增高,增高的胆固醇可沉积在血管壁上造成动脉粥样硬化,引发冠心病;沉积在皮肤、肌腱等组织则形成黄色瘤。本病为常染色体显性遗传(不完全显性)。

二、遗传性代谢缺陷

遗传性酶病是基因突变导致酶缺乏或活性异常,影响相应的生化过程,造成代谢紊乱所引起的疾病。

(一)遗传性代谢缺陷发生的分子机制

人体某代谢过程如图4-22所示,A 物质在一系列酶(酶$_{AB}$、酶$_{BC}$、酶$_{CD}$)的催化下,经中间产物(B、C),最终转变为产物 D。基因$_{CD}$突变导致酶$_{CD}$活性降低或丧失,将引起一系列不良后果;如果基因突变引起酶活性增高,也会引起异常反应。

酶基因突变导致酶活性异常,可通过以下几种方式引起疾病。

1. 酶缺陷导致代谢产物缺乏　基因突变致酶活性降低或缺失,使其催化的代谢途径受阻,代谢终产物(D)缺乏,引起疾病。如白化病。

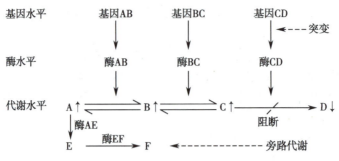

图 4-22 先天性代谢缺陷的分子机制

A 为代谢底物；B、C 为代谢中间产物；D 为代谢终产物；E、F 为旁路代谢产物。

2. 酶缺陷导致中间产物积累　酶缺陷使中间产物（B、C）堆积在体内，如中间产物有毒，则可能引起相应的疾病。如半乳糖血症、尿黑酸尿症等。

3. 酶缺陷导致底物堆积　当一系列生化反应可逆时，某步反应因酶异常而受阻，会导致底物（A）不能有效地变成产物而积累在血液或组织中，引起贮积性疾病。如糖原贮积症等。

4. 酶缺陷导致旁路代谢途径开放造成副产物积累　某代谢反应因酶异常而受阻后，前体物质积累而进入旁路代谢，产生正常代谢中不该出现的副产物（E、F），造成危害。如苯丙酮尿症。

5. 酶缺陷导致代谢产物增加　基因突变使酶蛋白结构变化，导致酶活性异常增高，酶促生成的产物（D）增加，引起不良后果。如痛风等。

（二）典型遗传性代谢缺陷

氨基酸代谢缺陷病是氨基酸代谢过程中酶遗传性缺陷所引起的疾病，常见的氨基酸代谢病有白化病、苯丙酮尿症和尿黑酸尿症（参见图 4-23）。

（1）白化病（oculocutaneous albinism，OCA）：是一种较为常见的皮肤及其附属器官黑色素缺乏所引起的疾病。全身性白化病属于常染色体隐性遗传，基因定位于 11q14-q21。局部性白化病属于常染色体显性遗传，基因定位于 15p 位置。正常情况下，人体黑素细胞中的酪氨酸在酪氨酸酶的催化下，经一系列反应，最终生成黑色素（图 4-23）。白化病患者体内酪氨酸酶基因缺陷，使该酶缺乏，故不能有效地催化酪氨酸转变为黑色素前体，最终导致代谢终产物黑色素缺乏而呈白化。

（2）苯丙酮尿症（phenylketonuria，PKU）：以智能发育不全为主要特征，呈常染色体隐性遗传。本病由苯丙氨酸羟化酶遗传性缺乏所引起。我国该病的发病率约为 1/16 500。

苯丙酮尿症是一种常染色体隐性遗传病，基因定位于 12q24.1。遗传病因是由于患者肝内苯丙氨酸羟化酶缺乏，苯丙氨酸不能转变为酪氨酸，使苯丙氨酸在体内聚集，由旁路代谢产生大量苯丙酮酸，导致血液、尿液中苯丙酮酸浓度过高，进而影响神经系统，并且导致臭味尿和黑色素合成下降。

苯丙酮尿症是一种氨基酸代谢病，患者有皮肤、毛发和虹膜颜色变浅，易患湿疹，智力低下等症状。目前已能对本病进行产前诊断，也可通过新生儿筛查发现患者，及早给该病患儿低苯丙氨酸饮食可使其智力发育正常。

（3）尿黑酸尿症：是尿黑酸氧化酶先天性缺乏所致，发病率约 1/250 000。尿黑酸尿症是一种常染色体隐性遗传病,基因定位于 3q21～q23。遗传病因是由于患者体内含有隐性纯合体的致病基因,不能形成尿黑酸氧化酶,导致体内尿黑酸不能氧化分解而聚集于血液、尿液,结果大量尿黑酸从尿中排出,引起尿黑酸尿症(参见图4-23)。

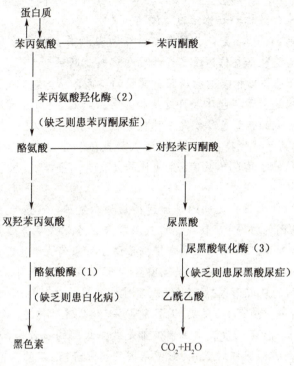

图 4-23 苯丙氨酸代谢异常图解

临床可见患者在新生儿期尿中就含有尿黑酸,见光后可变为黑色的物质,这种病症在婴儿时期就可表现出来,到成年期由于尿黑酸大量沉积于关节与软骨外,使关节变性,严重者出现关节炎,并发心脏病,沉淀于结缔组织,导致褐黄病,表现为皮肤、耳郭、面颊、巩膜处色素沉着。目前尚无有效治疗方法,患者可口服维生素 C,可以防止褐黄色素沉着,但不能改善本病代谢紊乱。

(三)糖代谢缺陷

糖代谢缺陷病是由于糖类代谢过程中遗传性酶缺乏所引起的一类代谢性疾病。临床发现的有:糖原贮积症Ⅰ型、糖原贮积症Ⅱ型、糖原贮积症Ⅲ型、半乳糖血症、葡萄糖 -6- 磷酸脱氢酶缺乏症。前四种代谢缺陷疾病全部为常染色体隐性遗传病,最后一种为 X 连锁不完全显性遗传病。

(四)核酸代谢缺陷

核酸代谢缺陷病是由于参加核酸代谢的酶遗传性缺陷,使得体内的核酸代谢异常,因此产生核酸代谢缺陷病。临床发现的有自毁容貌综合征、痛风、着色性干皮病。

(五)脂类代谢缺陷

脂类代谢缺陷是脂类分解代谢过程中特异性酶缺乏,导致脂类底物在内脏,脑部和血管中累积,使其结构和功能紊乱的疾病。临床发现的有泰 - 萨克斯病(黑蒙性家族痴呆症)、神经鞘磷脂病等。

本章小结

　　人类遗传病的发生是由遗传因素和环境因素共同作用的结果。遗传病是由于遗传物质的改变所导致，具有先天性和家族性等特点，可分为单基因遗传病、多基因遗传病、染色体病、线粒体遗传病和体细胞遗传病。

　　染色体是基因的载体，染色体的数目异常或结构畸变都将导致基因的增加或缺失。染色体数目畸变包括整倍体改变和非整倍体改变两种形式；染色体断裂或断裂后异常重接是引起染色体结构畸变的原因。常见的染色体结构畸变有：缺失、重复、倒位和易位。染色体病是由于染色体数目或结构异常引起的，可分为常染色体病和性染色体病两大类。最常见的常染色体病是三体综合征，而且主要以21三体（唐氏综合征）、18三体和13三体为主。性染色体病是由于X染色体和Y染色体在数目或结构上发生异常所导致。常见的性染色体病有：先天性睾丸发育不全症、先天性性腺发育不全症及两性畸形。

　　单基因遗传病在上下代之间的传递遵循孟德尔定律。单基因病受一对等位基因控制，根据致病基因的性质（显性或隐性），及其是位于常染色体还是性染色体可分为AD、AR、XD、XR和YL，在临床上通常根据系谱分析来确认单基因病的遗传方式。

　　在AD遗传中，杂合体（Aa）应表现出显性性状，但由于内外环境的复杂影响，杂合体可能出现不同的表现形式：完全显性、不完全显性和共显性。AD病患者常为杂合体，患者子代及同胞中约有1/2发病，无性别差异，几代连续传递，是AD的典型特征。

　　在AR遗传中，患者双亲表型正常但都是致病基因的携带者，患者的同胞中约有1/4为患者，患者正常同胞中约2/3为致病基因的携带者，患者的双亲及子女是携带者。由于近亲之间从共同祖先继承了某些相同的致病基，所以近亲婚配比随机婚配的子女中某些疾病的发病风险明显增高。

　　一些疾病的基因位于性染色体（X或Y染色体）上，这些疾病的传递与性别有关。根据基因所在X或Y染色体及基因的性质，可分为XD、XR和YL。性连锁遗传的特点是交叉遗传，由于女性有2条X染色体，男性只有1条X染色体，在XR病的系谱中往往只有男性患者；在XD的系谱中，女性患者多于男性患者，男性患者的女儿都发病。

　　多基因遗传是由多对等位基因控制的，等位基因之间没有显性和隐性区别，但这些微效基因有累加效应。易患性在群体中呈正态分布，发病阈值代表造成发病所必需的、最少的该致病基因的数量。在多基因病中，患者亲属的发病率随着亲属级别的降低而降低。

　　分子病是基因突变导致蛋白质结构或合成量异常引起的疾病，包括血红蛋白病、血浆蛋白病、受体蛋白病等。血红蛋白病是珠蛋白分子结构异常或合成量异常引起的疾病，包括异常血红蛋白病和地中海贫血两大类。异常血红蛋白病是珠蛋白基因异常，导致珠蛋白肽链结构和功能异常引起的疾病。镰形红细胞贫血是常见的血红蛋白病；地中海贫血是由于珠蛋白基因缺失或缺陷引起，分 α 和 β 地中海贫血两种。血友病是由于凝血因子遗传性缺乏引起的出血性疾病，分为甲型血友病、乙型血友病、丙型血友病以及与血友病有关的血管性假血友病。

先天性代谢缺陷是编码酶蛋白的结构基因发生突变导致酶蛋白异常而引起的代谢紊乱综合征。其发病机制主要包括：①酶缺陷导致代谢终产物减少；②酶缺陷导致代谢中间产物积累；③酶缺陷导致代谢底物堆积；④酶缺陷导致旁路代谢途径开放，副产物积累；⑤酶缺陷导致代谢产物增加。常见的先天性代谢缺陷有氨基酸代谢病和糖代谢病等。

常见的氨基酸代谢病有：①白化病；②苯丙酮尿症；③尿黑酸尿症。

（邓鼎森）

 自测题

1. 基因突变导致蛋白质结构或合成量异常所引起的疾病是（　　）
   A. 遗传病　　　　　　　　B. 基因病　　　　　　　　C. 分子病
   D. 染色体病　　　　　　　E. 常见病

2. 由于生殖细胞或受精卵细胞里的遗传物质发生突变引起的疾病称为（　　）
   A. 遗传病　　　　　　　　B. 先天性疾病　　　　　　C. 家族性疾病
   D. 分子病　　　　　　　　E. 基因病

3. 一个基因或一对基因发生突变引起的疾病称为（　　）
   A. 遗传病　　　　　　　　B. 多基因病　　　　　　　C. 单基因病
   D. 染色体病　　　　　　　E. 分子病

4. 由多对基因和环境因素共同作用产生的疾病称为（　　）
   A. 遗传病　　　　　　　　B. 多基因病　　　　　　　C. 单基因病
   D. 染色体病　　　　　　　E. 分子病

5. 染色体数目和结构发生改变引起的疾病是（　　）
   A. 先天性疾病　　　　　　　　B. 后天性疾病
   C. 遗传病　　　　　　　　　　D. 染色体病
   E. 分子病

6. 由于人类的红绿色盲基因位于 X 染色体上，因此正常情况下**不可能**进行的遗传方式是（　　）
   A. 母亲把色盲基因遗传给儿子　　　B. 母亲把色盲基因遗传给女儿
   C. 父亲把色盲基因遗传给儿子　　　D. 父亲把色盲基因遗传给女儿
   E. 外祖父把色盲基因遗传给外孙子

7. 父亲 A 型血，母亲 AB 型血，则他们的子女**不可能**的血型是（　　）
   A. A 型　　　　　　　　B. O 型　　　　　　　　C. B 型
   D. AB 型　　　　　　　E. 以上答案都不对

8. 唐氏综合征是（　　）
   A. 性染色体病　　　　　　　　B. 常染色体病
   C. 单基因病　　　　　　　　　D. 多基因病
   E. 分子病

9. 先天性疾病是指（　　　）

    A. 出生时即表现出来的疾病 　　　B. 先天畸形

    C. 遗传病 　　　D. 非遗传病

    E. 基因病

10. 系谱中女性多于男性患者，具有这种主要特点的遗传方式是（　　　）

    A. AD 　　　B. AR 　　　C. XR

    D. XD 　　　E. 多基因遗传

11. 典型的先天性性腺发育不全症是（　　　）

    A. 多了一条 X 染色体 　　　B. 少了一条 X 染色体

    C. 多了一条 21 号染色体 　　　D. 多了一条 Y 染色体

    E. 少了一条 21 号染色体

12. 唐氏综合征的核型是（　　　）

    A. 47, XX(XY), +18 　　　B. 47, XX(XY), +13

    C. 47, XX(XY), +21 　　　D. 46, XX(XY), +21

    E. 47, XXY

13. 染色体数目畸变的主要原因是（　　　）

    A. 染色体不分离 　　　B. 染色体断裂

    C. 染色体缺失 　　　D. 染色体分离

    E. 染色体易位

14. 染色体结构畸变引起的疾病有（　　　）

    A. 猫叫症状 　　　B. 白血病

    C. 先天性性腺发育不全症 　　　D. 先天性睾丸发育不全症

    E. 唐氏综合征

15. 受一对基因控制的遗传病是（　　　）

    A. 青少性糖尿病 　　　B. 猫叫综合征

    C. 低磷酸盐血症性佝偻病 　　　D. 腭裂

    E. 先天性巨结肠

16. 某男子患有遗传性耳郭多毛症，现已知道此病的致病基因位于 Y 染色体上，那么这名男子婚后所生子女的发病情况是（　　　）

    A. 男女均可发病 　　　B. 所有男性后代均有此病

    C. 男性有 1/2 患病 　　　D. 女性可能患病，男性不患病

    E. 女性有 1/2 可能患病

17. 猫叫综合征患者的主要核型为（　　　）

    A. 45, X 　　　B. 47, XX(XY), +13

    C. 46, XX(XY), 5p⁻ 　　　D. 46, XX(XY), +21

    E. 47, XXY

18. 下列哪一条**不符合** X 连锁隐性遗传的特征（　　　）

    A. 男女发病机会不等 　　　B. 系谱看到连续传递

    C. 患者的双亲往往无病 　　　D. 存在交叉遗传的现象

    E. 女儿有病，其父一定为本病患者

19. 在人类常染色体数目异常所引起的疾病中最常见的是(　　)

　　A. 单体型　　　　　　　B. 三体型　　　　　　　C. 单倍体

　　D. 三倍体　　　　　　　E. 嵌合体

20. 血友病 A 和血友病 B 的遗传方式同是(　　)

　　A. AD　　　　　　　　B. AR　　　　　　　　C. XR

　　D. XD　　　　　　　　E. 多基因遗传

第五章　遗传病的诊断、治疗与预防

 学习目标

1. 具有良好的遗传病诊断、咨询和防治的职业素质。
2. 熟悉遗传病诊断、遗传咨询的主要方法和过程及携带者检出的方法、意义和遗传病再发风险的估计。
3. 了解基因诊断、治疗及皮纹分析的方法和临床意义。
4. 学会绘制各种单基因遗传病的系谱,熟练掌握系谱分析注意事项。

随着人们对遗传病发病机制的不断认识、人类基因组计划的完成和分子生物学技术的发展,遗传性疾病的诊断、预防和治疗取得了显著进展。这对于缓解遗传病患者的痛苦、有效地降低遗传病的发病率、提高人口素质具有重要意义。

第一节　遗传病的诊断

 工作情景与任务

导入情景:

患儿,女,3 岁半,因皮肤发黄、血尿 1 天入院。详细询问病史,患儿于一天前有进食数枚蚕豆,后出现全身皮肤进行性苍黄,伴解血尿,呈浓茶色,时有发热,热峰未超过 38.5℃,无呕吐、呕血,无腹痛、腹泻,无咳嗽、咳痰,无尿频尿急尿痛。近几日无用药史,家族中无类似病史。

工作任务:
1. 给该患儿作出初步诊断。
2. 提出预防患儿发病的建议。

遗传病的诊断是开展遗传病预防和治疗的基础。遗传病的诊断是指医生为确定某病是否为遗传性疾病所作出的诊断。可分为产前诊断、症状前诊断和现症患者诊断 3 种类型。由于遗传性疾病的种类多,有的症状与非遗传性疾病的症状相似,确诊一种疾病是否为遗传病,往往是比较困难的。除采用一般疾病的诊断方法外,还需辅以遗传学特殊的诊断手段,如系谱分析、细胞遗传学检查、生化检查、基因诊断、皮纹分析、产前诊断等。遗传病的特殊诊断往往是确诊的关键。

一、临床诊断

遗传病的临床诊断与普通疾病的诊断步骤基本相同,包括听取患者主诉,病史采集、症状与体格检查等。

(一)病史采集

病史采集是分析、诊断疾病的重要依据。除了解一般病史外,还应着重了解患者的家族史、婚姻史、生育史和孕期接触史。

1. 家族史 主要了解家族各成员的健康情况,有无同病患者,患者发病年龄、病程特点等。由于患者及家属成员常对病情有所忌讳,怕影响本人及子女的婚姻和生育,多不愿提供真实情况。所以一定要耐心开导说服,取得合作,同时应注意所提供资料的准确性。

2. 婚姻史 主要了解结婚的年龄、次数、配偶的健康状况及男女双方父母家系中有无近亲婚配。

3. 生育史 应着重了解生育年龄、生育子女数及健康状况,有无流产、死产、早产史。如有新生儿死亡或患儿,还要了解患儿是否有产伤、窒息,产妇妊娠早期是否患过病毒性疾病或接触过致畸因素等。

(二)症状与体征

症状与体征是遗传病诊断的重要线索。有些遗传病具有明显的症候群,且多数在婴幼儿期即有特殊的症状出现,这些症状会持续存在,据此可与一般疾病相区别。如患者智力低下,伴有特殊鼠臭味尿液,提示为苯丙酮尿症;患者智力低下伴眼间距宽、眼裂小、外眼角上斜、舌大而外伸、流涎,通贯手,可考21三体综合征;患儿智力低下伴肝硬化、白内障,则可能患有半乳糖血症。

当然,单凭症状和体征要作出准确诊断是相当困难的,但可得出对疾病的初步判断,为进一步确诊选择其他检查提供帮助。

二、系谱分析

系谱分析是确定遗传病遗传方式的一种方法,也是诊断遗传病的重要环节。通过系谱分析,可以判断患者是否患遗传病,如果是遗传病,根据遗传规律可确定遗传方式及家系中各成员的基因型,预测后代发病风险,进行婚姻和优生指导。

(一)系谱分析的步骤

1. 调查家族成员的发病情况,绘制准确可靠的系谱图。

2. 分析系谱,确定是否属于遗传病。

3. 若是遗传病,要进一步对系谱作出判断,确定是属于哪一种遗传方式,必要时可查阅相关资料或结合实验室检查。

4. 根据遗传方式确定家系成员的基因型。

5. 运用遗传规律估计再发风险。

6. 对家系成员的婚姻和生育提出合理建议与指导。

(二)系谱分析注意事项

1. 遗传工作者在咨询时,态度要和蔼,说明了解真实病史和家族史的意义,耐心而有针对性地提问。

2．系谱调查要做到尽可能完整、准确，一个完整的系谱应有三代以上家庭成员的患病情况、婚姻状况及生育情况，不遗漏，不缺失。

3．遇到"隔代遗传"时，要注意区分是显性遗传外显不全，还是隐性遗传所致。

4．当系谱中除先证者外，找不到其他患者，呈散发现象时，须认真分析是常染色体隐性遗传所致，还是新的基因突变引起。

5．由于遗传异质的存在，可能将不同遗传方式引起的遗传病误认为同一遗传病。

6．显性与隐性的要领是相对的，采用的遗传标志不同，可得出不同的遗传方式。

7．在分析小系谱时，要把家系中各支系统综合起来，才能看到分离律的比例关系。预测子女发病风险时也应校正小样本分析带来的统计学偏差。

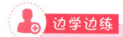

边学边练

实训四　单基因遗传病的系谱分析

三、细胞遗传学检查

细胞遗传学检查在产前诊断中最常用，是辅助诊断和染色体病确诊的主要方法，包括染色体检查、性染色质检查。

（一）染色体检查

染色体检查是确诊染色体病的主要方法。随着染色体显带技术的应用，特别是高分辨染色体显带技术的发展，使染色体病的诊断和定位更加准确。染色体检查标本来自脐血、外周血、羊水、绒毛等组织和细胞。

在临床工作中，如遇到下列情况之一，应建议做染色体相关检查。

1．有明显生长、发育异常和多发畸形、智力低下、皮肤纹理异常者。

2．习惯性流产者。

3．原发性闭经和女性不育患者。

4．无精子症及男性不育患者。

5．两性内外生殖器畸形者。

6．X染色质和Y染色质异常者。

7．有染色体异常、已生育过染色体异常或先天畸形儿的夫妇。

8．长期接触致畸致突变物质的人员。

9．恶性肿瘤，尤其是恶性血液病患者。

10．35岁以上的高龄孕妇。

（二）性染色质检查

性染色质检查包括X染色质和Y染色质检查，一般作为染色体检查的辅助性手段。检查材料可取自口腔或阴道黏膜、羊水细胞及绒毛膜细胞等。性染色质检查对于确定胎儿性别、两性畸形及性染色体数目异常所致疾病的诊断具有一定意义，但确诊仍须进行染色体检查。

四、生物化学检查

生物化学检查特别适用于分子病和遗传性代谢缺陷的检查，主要采用生物化学手段定性、定量地分析机体中的酶、蛋白质及其代谢产物。其检查材料主要来源于血液和特定组织、细胞。基因控制酶、蛋白质的合成，间接地控制着细胞内的一系列生物化学反应。基因病的本质是基因突变，基因突变能使某些机体代谢反应的酶发生缺陷，导致机体代谢反应受阻，则其代谢的中间产物、底物、终产物会有所变化。通过这些物质的检测，可以反映出基因的病变。如泰－萨克斯病患者可通过检测血清中氨基己糖苷酶的活性作为诊断依据；苯丙酮尿症患者可检查其尿液中的苯丙酮酸，若苯丙酮酸含量明显增高或过量，可作为诊断依据。生化检测也可用于产前诊断，如检测羊水中甲胎蛋白的含量有助于检测脊柱裂和无脑儿等畸形。

五、基因诊断

（一）基因诊断的概念

基因诊断是指用分子生物学技术，直接从基因水平（DNA 或 RNA）检测基因的结构及其表达，从而对疾病作出诊断。基因诊断已逐渐成为遗传病诊断的主要手段，既可在临床水平进行，也可对表型正常的携带者、某种疾病的易感者作出诊断和预测。

基因诊断的特点：①针对性强；②特异性高；③灵敏度高；④适应面广。基因诊断的另一优点是取材不受细胞类型的限制，机体各组织中的有核细胞都可以作为基因诊断的材料，这是因为基因存在于所有的有核细胞中，不论基因是否表达、症状是否出现，基因组成都是一致的。

（二）基因诊断的基本类型

基因诊断可对临症患者进行诊断，也可在发病前作出症状前诊断，还可对有发病风险的胎儿作产前诊断以及胚胎植入前诊断。

1. 临症基因诊断　医生根据患者病史、症状，为明确或排除某一疾病而进行基因诊断。如先天性耳聋患者可通过耳聋基因芯片检测，识别致聋基因突变类型。

2. 症状前基因诊断　有些单基因遗传病在临床上表现为迟发性或诱发性发病，患者可能在出现症状前已婚育，使子代受累。在家族调查的基础上，对可疑杂合子进行生化检查或基因诊断，可在患者出现症状前及早采取措施，以控制症状的出现频率及严重程度。如 Huntington 舞蹈症的症状前患者，可通过 Huntington 舞蹈症基因（CAG）n 的检测进行诊断，达到症状前诊断的目的。

3. 产前基因诊断　主要是针对一些有生育患儿风险夫妇的胎儿进行诊断。对明确诊断为某种疾病的胎儿可采取干预措施、对尚无治愈可能的胎儿可实施选择性流产。如可用荧光半定量 PCR 检测妊娠早期母亲血清胎儿游离 DNA 产前诊断 Huntington 舞蹈症。

4. 胚胎植入前遗传学诊断　适用于有生育患儿可能又不愿经产前诊断选择性流产的夫妇。常用的方法是待受精卵分裂至 6～8 个细胞的卵裂球阶段时，取其中 1～2 个细胞进行基因诊断，挑选正常胚胎植入母体。目前已用 PCR 技术做镰状细胞贫血、假肥大型进行性肌营养不良症、血友病 A、囊性纤维增生症、地中海贫血和自毁容貌症等单基因病的胚胎植入前遗传学诊断。

（三）基因诊断的基本技术

1978 年，著名美籍华裔科学家简悦威（Y.Wai.Kan）首先成功地应用 DNA 分子杂交技术成功地进行了镰状细胞贫血的基因诊断，开创了基因诊断的先河。此后基因诊断得到了快速发展，先后出现了核酸分子杂交、基因酶谱分析、限制性片段长度多态性分析（RLFP）、聚合酶链反应（PCR）、荧光原位杂交（FISH）、DNA 测序等多种基因诊断方法。我国的一些科研机构从 20 世纪 80 年代早期陆续开展了相关研究，建立了适合我国国情的基因诊断技术平台，完成了对一些严重危害人类健康的常见遗传病，如珠蛋白生成障碍性贫血、血友病、苯丙酮尿症、异常血红蛋白病、性分化异常等主要遗传病的基因诊断和产前诊断。

传统的基因诊断难以满足快速、高效、准确的诊断需求，为提高基因诊断的灵敏度、可靠性和检测效率，人们发展了变性高效液相色谱分析（DHPLC）、多重链接探针扩增技术（MLPA）、高分辨率熔解曲线分析、基因芯片等新型基因诊断技术。

六、皮纹分析

皮肤纹理（简称皮纹）是指人的手指、手掌、脚趾和脚掌表面嵴纹和皮沟形成的皮肤纹理图形。皮纹是在胚胎发育的第12～16周形成，皮纹的形成是遗传因素与环境因素共同作用的结果，属多基因遗传，具有个体特异性，一旦形成终生不变。

随着对染色体病的深入研究，发现同一类型染色体病的不同患者，往往出现相同的特征性皮纹改变，因此，皮纹分析可作为诊断某些染色体病的辅助手段。

（一）正常皮纹

1. 指纹　指纹即手指末端腹面的皮纹。在皮纹中，由3组不同走向的嵴纹汇聚一处而形成的汇聚点称为三叉点。依据三叉点的有无、数量将指纹分为3种类型：弓形纹、箕形纹和斗形纹。

（1）弓形纹：无三叉点，嵴纹从一侧走向另一侧，中间隆起呈弓状（图5-1）。可分为简弓形纹和帐弓形纹两种，帐弓形纹中间隆起呈帐篷状。

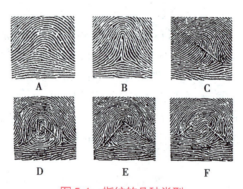

图 5-1　指纹的几种类型
A. 弓形纹；B. 帐弓形纹；C. 箕形纹；
D. 环形斗；E. 螺形斗；F. 双箕斗。

（2）箕形纹：有一个三叉点，嵴纹自一侧发出，斜向上弯曲后，再折回原侧，形似簸箕。发生弯曲的顶端为箕头，下方开口处称箕口。箕口朝向尺侧的称正箕或尺箕，朝向桡侧的称反箕或桡箕。

（3）斗形纹：有两个或三个以上的三叉点。嵴纹走向呈同心环形的为环形斗；呈螺旋形的为螺形斗；由两组箕形纹组成，两箕头互相咬合，箕口方向相反的为绞形斗，走向同侧的是偏形斗，绞形斗和偏形斗亦为双箕斗。

2. 总指嵴纹数　从指纹中心到三叉点画一直线，计算直线通过的嵴纹数，称为嵴纹计数（ridge count）。弓形纹没有圆心和三叉点，故嵴纹计数为0；箕形纹有1个三叉点，故有1个嵴纹计数；斗形纹一般有2个三叉点，故有2个嵴纹计数，取两个计数中较大的值；双箕斗分别先计算两圆心与各自的三叉点连线所通过的嵴纹数，再计算两圆心连线所通过的嵴纹数，然后将3个数相加起来的总数除以2，即为该指纹的嵴纹计数。将双手十指嵴纹数相加之和,称为总指嵴纹数(total finger ridge count,TFRC)。我国汉族正常男性和女性的 TFRC 平均值分别是 144.7 和 138.5,而染色体病患者与之有明显不同。故统计 TFRC 可辅助诊断某些染色体疾病。

3. 掌纹 是指手掌上的皮纹(图 5-2)。掌纹分析中比较重要的是轴三叉点和∠atd 的测定。

一般将大拇指下方的区域称为大鱼际区,小拇指下方的区域称为小鱼际区,在手掌基部大小鱼际之间的三叉点即为轴三叉点(t 三叉点),其位置的高低可辅助诊断某些遗传病。∠atd 中的 a 表示食指基部掌面上的三叉点,t 表示轴三叉点,d 表示小指基部掌面上三叉点。∠atd 的大小可反映 t 三叉点的具体位置,若 t 三叉点的位置移近掌心,则∠atd 度数增大。轴三叉点的表示方法一般如下:∠atd 小于 45°时记为 t,在 45°~56°之间时记为 t′,大于 56°时则以 t″ 表示(图 5-3)。我国正常人的∠atd 的度数平均约为 41°。

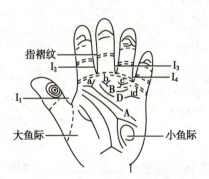

图 5-2 正常人手掌的掌纹

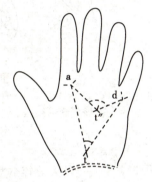

图 5-3 轴三叉点及∠atd 的测量

4. 褶纹 在手掌和手指关节弯曲处明显可见的褶线,分别称为掌褶纹和指褶纹。虽然不属于皮肤纹理,但他们的变化在某些遗传病的诊断中有一定的价值。

(1)掌褶纹:正常人手掌中有 3 条大的褶纹:远侧横褶纹、近侧横褶纹和大鱼际横褶纹。这 3 条褶纹的分布可出现变异,常见的有以下 5 种类型(图 5-4)。

(2)指褶纹:正常人的指褶纹除拇指只有 1 条外,其余各指都有 2 条指褶纹。而 21 三体综合征、18 三体综合征患者的小指只有 1 条指纹褶。

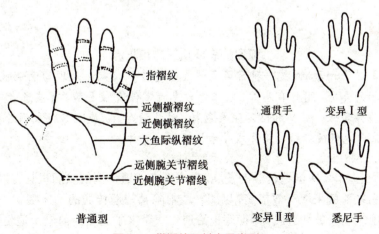

图 5-4 掌褶纹及其变异类型

77

5. 足纹　正常人的脚趾和脚掌的皮纹称为趾纹和跖纹，但具有临床意义的只涉及姆趾球部纹型。姆趾球部的基本纹型有弓形、箕形、斗形 3 种，按其皮纹走向不同分为 7 种类型（图 5-5）。

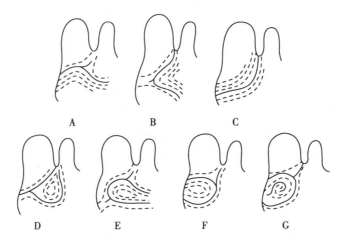

图 5-5　姆趾球部皮纹类型

A. 近侧弓形纹；B. 腓侧弓形纹；C. 胫侧弓形纹；D. 远侧箕形纹；
E. 腓侧箕形纹；F. 胫侧箕形纹；G. 斗形纹。

（二）遗传病患者的皮纹

在各种遗传病中，以染色体病患者皮纹的特征性改变较多见。如 21 三体患者的指纹尺箕比例高，小指常是 1 条指褶纹，TFRC 减少，50% 患者为通贯手，∠atd 大于 55°（均值为 64°）；80% 的猫叫综合征患者轴三叉点移于掌心，几乎全是通贯手；先天性睾丸发育不全综合征弓形纹增加，TFRC 减少。人群中皮纹的变异比较广泛，正常人也会出现某些染色体病患者所具有的特殊纹理改变，所以，皮纹分析只能作为诊断遗传病的参考信息，不能作为确诊的依据。

第二节　遗传病的治疗

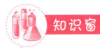
知识窗

狐臭的表现及遗传和防治

狐臭多发于青春期，是一种常染色体显性遗传性疾病。表现为两侧腋窝多汗，汗液具有难闻的臭味，闻之有恶心、呕吐感。患者常伴有腋毛癣，有些患者外阴、肛门、乳晕也有同样臭味。狐臭的防治主要包括：对症治疗，勤换洗衣服或用外用药局部抗菌。亦可采取电针破坏腋窝腺体或手术切除腋窝腺体。

随着分子生物学、医学遗传学的发展，越来越多的遗传病的发病机制得以阐明，从而能在遗传病发病之前就采取有效措施，以减轻或消除某些遗传病的临床症状。近年来，基因治疗已取得了一些突破性进展，为彻底根治遗传病带来了光明的前景。遗传病的治疗一般分为 4 类：手术治疗、药物治疗、饮食治疗、基因治疗。

一、手术治疗

手术治疗是治疗遗传病的一种重要手段。如果遗传病已出现明显的临床症状，尤其是器官组织出现了损伤，可应用手术方法对病损器官进行切除、修补、整形或移植。但手术治疗只能缓解或改善患者的症状，达不到根治效果。

1. 切除　用手术切除病变器官的治疗方法。如家族性结肠息肉症的息肉、睾丸女性化的睾丸，其恶变率较高，应尽早手术切除；多指（趾）、并指（趾），可手术治疗；遗传性球形红细胞增多症和 α- 珠蛋白生成障碍性贫血症，切除脾脏后溶血性贫血可好转。

2. 修补　用手术修补病变器官的治疗方法。有些先天性心脏病，如室间隔缺损、房间隔缺损等都可采用手术修补。

3. 整形　用手术矫正病变器官的治疗方法。如唇裂、腭裂、并指（趾）、白内障、先天性幽门狭窄、外生殖器畸形等病，均可经手术得到矫正。

4. 移植　是利用正常器官和组织替换病损的器官或组织。如多囊肾患者，可进行肾切除和异体肾移植；β- 珠蛋白障碍性贫血症和镰形细胞贫血症，可采取骨髓移植。

二、药物治疗

药物治疗是通过药物的作用来缓解遗传病患者病情的一种手段，其治疗原则是"补其所缺，去其所余"。

1. 补其所缺　大多数的分子病及遗传性代谢缺陷是由于蛋白质或酶缺乏引起，故补充患者所缺乏的蛋白质、酶或其终产物，常可收到明显效果。如先天性无丙种球蛋白血症患者，可定期补充丙种球蛋白；肾上腺皮质增生症患者，使用可的松控制性异常发育，可恢复月经，甚至有生育的可能；性腺发育不全症患者，可给予雌激素对症治疗。

2. 去其所余　对那些酶促反应产物过多，造成机体功能障碍，即所谓"中毒"的遗传病患者，可用药物除去这些多余的产物或抑制其生成。如肝豆状核变性是一种铜代谢障碍性疾病，给患者服用青霉胺清除蓄积的铜离子；家族性高胆固醇血症患者，服用消胆胺促进胆固醇更多地转化为胆酸从胆道排出。

三、饮食治疗

饮食治疗的原则是"禁其所忌"。对于酶缺乏不能对底物进行正常代谢的患者，可制订特殊食谱或配制一定药物，以限制底物摄入量而控制病情，达到治疗目的。如：葡萄糖 -6- 磷酸脱氢酶（G-6P-D）缺乏症患者，应严格禁食蚕豆和接触蚕豆花粉，严禁服用伯氨喹、阿司匹林等药物，避免其溶血性贫血的发生；半乳糖血症患儿，应早期发现，严禁喂食乳制品，可不影响其发育；苯丙酮尿症患者，应严格限制苯丙氨酸的摄入。

采取饮食治疗时，需要对疾病尽早诊断，尽早治疗。如苯丙酮尿症患者，如果在出生后 7~10 天开始着手防治，给患儿低苯丙氨酸饮食治疗，则患者不会出现智力障碍等症状。随着患儿年龄的增大，饮食治疗的效果越来越差。

四、基因治疗

基因治疗（gene therapy）是指运用重组 DNA 技术，将正常基因导入有缺陷基因患者的细胞中去，使细胞恢复正常功能，达到根治遗传病的目的。基因治疗是以改变遗传物质为基础的生物医学治疗新技术,是分子遗传学的理论和技术与临床医学相结合的治疗方法,是彻底根治遗传病的有效手段。基因治疗根据靶细胞的类型可分为生殖细胞基因治疗和体细胞基因治疗。

1. 生殖细胞基因治疗　是将外源正常基因(目的基因)导入生殖细胞、受精卵或胚体内,治疗生殖细胞中的基因缺陷,使有害基因消失。生殖细胞基因治疗不仅能使生殖细胞受精后产生正常个体,而且能使该个体的后代免除患遗传病的痛苦,是最理想的治疗途径。

2. 体细胞基因治疗　是将外源正常基因导入受体细胞内染色体上的特定基因位点上,用健康的基因准确地代替致病基因,治疗体细胞中的基因缺陷,使机体恢复健康。体细胞基因治疗只限于治疗某种被选择的细胞,并不能阻断遗传病基因传给后代。1992年复旦大学薛京伦教授等对2名血友病B男性患儿(兄弟俩)进行了基因治疗,矫正了第IX凝血因子的缺陷症状。

目前已进行基因治疗研究的遗传性疾病有:血友病、ADA缺乏症、囊性纤维化、苯丙酮尿症、家族性高胆固醇血症等20余种,其中部分疾病已在临床治疗中获得了较好的疗效。随着基因转移技术的高速发展,基因治疗领域的不断扩大,这一全新的技术将成为医治人类遗传性疾病的重要手段。

第三节　遗 传 咨 询

一、遗传咨询概述

遗传咨询(genetic counseling)也称为遗传商谈,是咨询医生和咨询者(遗传病患者或其家属)就某种遗传病的发病原因、遗传方式、诊断、治疗、预防及再发风险等问题进行一系列讨论和商谈,寻求最佳对策,给予科学的答复,并提出建议或指导性意见,以取得最佳防治效果的过程。

遗传咨询是一个家系中预防遗传病患儿出生的最有效程序,也是预防遗传病发生的最主要手段。通过广泛的遗传咨询,配合有效地产前诊断和选择性流产的措施,来降低遗传发病率,从而减轻家庭和社会的精神负担,提高人们遗传素质,实现优生优育。

二、遗传咨询对象

遗传咨询的主要对象有:

1. 本人或家系中有人患有遗传病或先天性畸形者,询问是否影响下一代。

2. 原因不明的习惯性流产、早产、死产及有新生儿死亡史的孕妇。

3. 原发性夫妻多年不育者。

4. 35岁以上的高龄孕妇。

5. 已生育过遗传病患者,询问再发风险率。

6. 有过致畸因素接触史的人员。

7. 不明原因的智力低下,询问原因。

8. 性发育异常或行为发育异常的个体。

9. 染色体畸变患者的父母和同胞。

遗传咨询的内容:既有遗传学方面的内容,如遗传方式、再发风险率等;也有医学的内容,如诊断、治疗、预防等。遗传咨询的核心内容是计算再发风险率,这是遗传咨询有别于一般医疗门诊的主要特点。

三、遗传咨询分类

遗传咨询可分为婚前咨询、产前咨询和一般咨询3类。

1. 婚前咨询　婚前咨询通常提出的问题是:①未婚男女双方或一方,或亲属中有遗传病能否结婚?婚后子女是否患病?风险如何?②男女中一方患有某种疾病,但不知是否是遗传病,可否结婚?能否传给后代?概率如何?③男女双方有一定的亲属关系,能否结婚?对后代有何影响?要求指导。

2. 产前咨询　通常咨询的问题有:①夫妇一方或亲属有某种遗传病(或先天畸形),生育子女是否患该病?风险如何?能否预防?②生育过某种疾病的患儿,会否再出现同样情况?③孕期偶然接触过致畸、放射或服用某种药物,是否影响胎儿?

3. 一般咨询　针对遗传学中的一般问题进行咨询,如①亲子鉴定;②某种疾病或某种畸形是否为遗传病?是否影响子女?③本人或亲属有遗传病家族史,是否影响到子女?④两性畸形如何转变性别?能否结婚、生育?⑤夫妻多年不孕或习惯流产,如何指导生育等。

对于上述问题咨询医生应运用遗传学知识和医学知识有针对性解决,耐心细致、科学规范地做好解释工作。

四、遗传咨询过程

 案例分析

聋哑病的遗传

一对健康的青年夫妇婚后生出了一个可爱的女儿,不幸的是这个小女儿是先天性聋哑。夫妇俩计划再生一个孩子,但又担心再生孩子还会患先天性聋哑。同时也担心这个女孩长大结婚以后,还会生出先天性聋哑的后代。

分析讨论:先天性聋哑在我国群体发病率约为0.69‰,大部分(68%～90%)呈AR。该病有高度遗传异质性(即不同的遗传基础都可导致先天性聋哑),且与环境因素有关。

该夫妇听觉正常,可排除环境因素的影响。其女儿患有先天性聋哑,表明其遗传方式是AR。若再次妊娠生先天性聋哑的风险为1/4,属高风险,不宜再生育。

这个先天性聋哑的女孩长大后,如果与另一聋哑者结婚,其后代会出现两种情况:①这两人若是由同一突变基因纯合(aa)所致,他们所生的每一个孩子都将是患者。②在AR的先天性聋哑中,存在着四十多种突变基因。如果她拥有的基因(aaBB)与她丈夫的突变基因(AAbb)不同,他们所生的每一个孩子都是表型正常的双重携带者(AaBb)。

目前,此病可通过耳聋基因芯片检测进行早期诊断。

遗传咨询过程是:

1. 确诊　确诊是遗传咨询的基础,也是最基本、最重要的一个步骤。当咨询者前来咨询时,咨询医生根据咨询者反馈的病史、婚姻史、生育史和家族史绘制系谱图,再通过临床诊断、染色体检查、生化与基因诊断、皮纹检查等方法,确诊为哪种遗传病,并推算出该病的再发风险。

2. 告知　在确诊的基础上，告知咨询者该病的发病原因、遗传方式、防治方法、预后及再发风险，并对其有关婚姻和生育方面的问题进行解答。

3. 商谈　根据实际情况给咨询者提供切实可行的意见和可供选择的各种对策，并与之反复商讨以帮助作出最恰当的选择。如所要解决的是婚姻与生育问题，其主要对策如下：①有些遗传病，子代有一定的再发风险率，也较严重，但可以治疗。这种情况下，可根据男女双方的意愿、就医条件和经济条件等因素，对结婚和生育进行慎重考虑。②有些遗传病，子代再发风险率较高，也很严重，且无法治疗，但可作产前诊断，此种情况下，可以怀孕。在怀孕后作产前诊断进行选择。③不影响结婚或对结婚生育影响很小的遗传病，如红绿色盲等，不必劝阻其结婚与生育。④对病情比较严重，子代再发风险较高，没有可靠的治疗方法及产前诊断方法的遗传病，可不结婚。若结婚，必须采取避孕或节育措施。此外，有遗传病的男患者可采用人工授精，女患者可采用胚胎移植等方法，避免致病基因传给后代。

4. 随访　为了证实咨询者所提供信息的可靠性，观察咨询效果，需要随访。咨询医生应主动追溯了解患者家庭成员的患病情况，查明携带者，建立完备的档案，以便进行随访和查询。

遗传咨询的注意事项：为了使咨询工作顺利、有效地进行，咨询医生必须抱有同情和支持的态度；在讨论有关遗传问题时，力求解释清楚，避免用刺激性语言形容患者，以取得患者及其亲属的合作和信任；在推算遗传病再发风险时，医生不能、也不应该作出保证；在协助他们决定今后的婚姻和生育问题时，注意避免出现强迫性命令。

第四节　遗传病的预防

目前对遗传病的治疗，仍难改变生殖细胞中的致病基因，达到根治的目的。因此实行以预防为主，避免有遗传缺陷的患儿出生，降低遗传病发病率，对提高人口素质具有重要意义。

一、避免接触致畸因子

环境中的各种因素都会直接或间接地影响人类生活和生存。环境污染不仅引起一些严重的疾病如肿瘤，而且会造成人类遗传物质的损伤并传递给后代，造成严重的后果，所以，应避免接触各种致畸因子。致畸因子一般分为物理、化学和感染因子3类。物理因子包括电离辐射（α、β、γ和X射线）、电磁辐射等；化学因子主要是一些化学致畸剂（如亚硝酸盐、着色剂、烷化剂、碱基类似物）和某些药物；感染因子包括病毒（如风疹病毒）、细菌等病原微生物。此外，酒精和尼古丁对生殖细胞也有损伤作用。

二、遗传病群体普查

为了预防遗传病的发生，控制其在群体中的流行，应有计划地对某地区进行遗传病的群体普查，从而掌握人群中遗传病的种类、遗传方式、分布特点、患者数量、危害程度等情况，根据调查数据计算出不同遗传病的发病率、携带者频率、突变率等。

遗传病的普查是一项多学科的综合性调查研究，调查力求有代表性。普查方法，应简便易行，准确性较高。所选疾病应是发病率较高、危害严重、可防治、有可靠实用的筛查方法，并适合大规模进行普查的病种。

在遗传病普查时,对所发现的遗传病患者应进行系统地登记,以便进行深入地观察和分析。登记时应力求详细和全面,一般包括本人健康史、发育史、婚姻史、生育史及亲属病情资料。根据登记记录,绘制患者的家系谱,确定该病的遗传方式及发病风险,有效地对其进行婚育指导,以防止该遗传病在此家系中再次发生。遗传普查所记录的资料应及时统计分析,从而掌握该地区遗传病的具体情况,以便更有效地进行开展预防工作。

三、携带者检出

携带者是指带有致病基因而表型正常的个体。一般包括:隐性遗传病的杂合子、显性遗传未显者、表型正常的延迟显性者和染色体平衡易位携带者。

在人群中许多隐性遗传病的发病率不高,但杂合子的比例却很高,当两个相同致病基因的携带者婚配可生出患者或携带者。因此检出携带者是非常必要的,对预防遗传病有重要现实意义。其检出方法包括临床水平、细胞水平、酶和蛋白质水平、基因水平等4大类,必要时还应结合系谱分析方法。

四、婚姻指导与生育指导

对遗传病患者及其亲属进行婚姻和生育指导,减少由于婚配不当而使遗传病延绵的危险,可有效预防患儿出生,达到优生优育目的。

1. 婚姻指导　隐性遗传病杂合子间的婚配,是生育重型遗传病患儿的最主要来源,因此必须劝阻两个杂合子间结婚。在尚无条件进行杂合子检测时,应尽量避免有亲缘者通婚。而常染色体显性遗传病能致死、致残、致愚者,其下代患病风险高达50%,不宜结婚。近亲禁止婚配,患严重的多基因遗传病者之间禁止婚配。此外,通过婚前检查,可以发现不利于结婚和生育的问题,避免不利于优生和两性生活的因素,确保青年男女的身体健康和婚后幸福。

2. 生育指导　对已婚的在优生法规中指定的遗传病者,以及明确双方为同一隐性遗传病的携带者而又不能进行产前诊断时,最好动员一方进行绝育,如果母亲已怀孕则应进行产前诊断,确定胎儿的性别和疾病,进行选择性流产。如已知孕妇为甲型血友病携带者,女胎表型应正常(其中50%为杂合子),但男胎是患儿的概率为50%。在无条件确定胎儿是否患病时,男胎最好进行流产。对一些危害严重、无法进行产前诊断、再次生育复发风险很高的遗传病,应选择不生育。如强直性肌营养不良、双侧性视网膜母细胞瘤、软骨发育不全症等。妇女最佳生育年龄为25~30岁,随着母亲年龄增高,唐氏综合征等缺陷儿的出生率也随之增高,所以高龄妇女最好不再生育,若要怀孕须进行产前诊断。男子在50岁后,其精子的突变率比年轻时显著增高。此外,多基因遗传病的高发家系的患者,须考虑实行绝育术后再结婚。

五、新生儿筛查及症状出现前预防

在新生儿期,对某些遗传病特别是先天性代谢缺陷进行症状前诊断,以尽早开始有效治疗,防止发病或减轻症状。一般采取脐血或足跟血进行检测。筛查的病种已达12种,主要有苯丙酮尿症、半乳糖血症、葡萄糖-6-磷酸脱氢酶(G-6-PD)缺乏症、先天性甲状腺功能减退症等。

有些遗传病需要一定因素诱导才会发病,如G-6-PD缺乏症患者在食用蚕豆或服用解热镇痛药、抗疟药后才发生溶血。对此类遗传病若在症状出现前及早诊断,及时采取预防措施,可使患者终生不发病。

 本章小结

　　遗传病的诊断可分为产前诊断、症状前诊断和现症患者诊断,若要确诊除采用一般疾病的临床诊断方法外,还需辅以系谱分析、细胞遗传学检查、生化检查、基因诊断、皮纹分析、产前诊断等遗传病的特殊诊断方法。

　　遗传病治疗一般分为手术治疗、药物治疗、饮食治疗和基因治疗。

　　遗传咨询是预防遗传病患儿出生的最有效程序,也是预防遗传病发生的最主要手段。其核心是计算再发风险率,寻求最佳对策。分为婚前咨询、产前咨询和一般咨询。咨询过程包括确诊、告知、商谈和随访。

　　遗传病的治疗,目前仍难以达到根治,因此应以预防为主,避免接触致畸因子,开展遗传病群体普查,积极检出携带者,注重婚姻指导及生育指导,进行新生儿筛查,对某些遗传病进行症状前诊断,有效防止发病或减轻症状。降低遗传病发病率,提高人口素质。

(张金来)

自测题

1. 通过酶、蛋白质和代谢产物的定性定量分析,主要确诊(　　　)
　　A. 染色体病　　　　　　　B. 单基因病　　　　　　C. 多基因病
　　D. 传染病　　　　　　　　E. 唐氏综合征

2. 染色体检查主要诊断(　　　)
　　A. 单基因病　　　　　　　B. 多基因病　　　　　　C. 代谢性遗传病
　　D. 染色体病　　　　　　　E. 传染病

3. 治疗遗传病最理想的方法是(　　　)
　　A. 手术治疗　　　　　　　B. 宫内治疗　　　　　　C. 饮食治疗
　　D. 药物治疗　　　　　　　E. 基因治疗

4. 可改善和矫正遗传病患者症状的临床治疗方法是(　　　)
　　A. 手术治疗　　　　　　　B. 饮食治疗　　　　　　C. 酶的补偿疗法
　　D. 心理治疗　　　　　　　E. 药物治疗

5. 正箕的箕口朝向(　　　)
　　A. 小指侧　　　　　　　　B. 拇指侧　　　　　　　C. 桡侧
　　D. 外侧　　　　　　　　　E. 以上都不是

6. 唐氏综合征患者的∠atd平均值约为(　　　)
　　A. 64　　　　　　　　　　B. 70　　　　　　　　　C. 40
　　D. 30　　　　　　　　　　E. 50

7. 在一个家庭中有两个以上多基因患者时,患者的一级亲属的发病风险相应的(　　　)
　　A. 减小　　　　　　　　　B. 增大　　　　　　　　C. 不变

D. 固定在 25%   E. 以上都不对

8. 两个表型正常的夫妇生下一个血友病儿子,儿子的血友病基因有多大可能从双亲中哪个传来(　　)

A. 父 25%,母 75%   B. 父 75%,母 25%   C. 父 100%

D. 母 100%   E. 父 50%,母 50%

9. 染色体检查的指征**不包括**(　　)

A. 原发性闭经和女性不育患者   B. 习惯性流产者

C. 悉尼手者   D. 两性内外生殖器畸形者

E. 长期接触致畸致突变物质的人员

10. 蹿趾部的皮肤纹理类型中,下列**错误的**是(　　)

A. 帐弓形纹   B. 远侧箕形纹   C. 近侧弓形纹

D. 腓侧弓形纹   E. 胫侧弓形纹

11. 确诊苯丙酮尿症最有价值的诊断方法是(　　)

A. 系谱分析   B. 染色体检查   C. 性染色质检查

D. 皮纹检查   E. 尿液生化检查

12. 新生儿染色体检查标本**错误的**是(　　)

A. 骨髓   B. 脐带血   C. 羊水脱落细胞

D. 外周血   E. 绒毛细胞

13. 下列疾病**不是**多基因遗传病的是(　　)

A. 唇裂   B. 脑积水   C. 先天性心脏病

D. 蜘蛛指(趾)   E. 精神分裂症

14. 属于 X 连锁显性遗传病的是(　　)

A. 假肥大型肌营养不良   B. 红绿色盲

C. 血友病   D. 抗维生素 D 性佝偻病

E. 白化病

15. 下列人群**不需要**进行遗传咨询的是(　　)

A. 原发性夫妻多年不育者

B. 家系中有人患有遗传病或先天性畸形者

C. 习惯性流产者

D. 35 岁以上的高龄孕妇

E. 恶性血液病患者

16. 遗传咨询的过程**不包括**(　　)

A. 系谱分析   B. 确诊   C. 告知

D. 商谈   E. 随访

17. 下列预防遗传病措施**错误的**是(　　)

A. 避免接触致畸因子   B. 遗传病群体普查

C. 积极检出携带者   D. 婚姻指导及生育指导

E. 绝育术

18. 夫妇双方表型正常,生了一个患血友病的儿子,咨询若再生女儿的发病风险为(　　)

A. 20%   B. 50%   C. 75%

D. 25%   E. 0

19. 丈夫患有抗维生素 D 性佝偻病,妻子正常。夫妇俩想要生育女儿,请问其发病风险为（　　）

A. 100%   B. 75%   C. 50%

D. 25%   E. 2/3

20. 一对非近亲结婚的正常年轻夫妇,其妻子的弟弟为白化病患者,婚后由于担心生白化病患儿而进行遗传咨询。经检查,确认妻子的弟弟是由于缺乏酪氨酸酶而导致的白化病（常染色体隐性遗传病）。请问其妻子为白化病基因携带者的概率是（　　）

A. 1/4   B. 2/3   C. 3/4

D. 1/2   E. 100%

第六章　影响优生的非遗传因素

学习目标

1. 具有关爱妊娠期妇女、热心开展优生宣教的意识和基本能力。
2. 掌握生物因素、药物因素对优生的影响。
3. 熟悉营养因素、不良嗜好、心理因素对优生的影响。
4. 了解理化因素对优生的影响。
5. 学会分析各种非遗传因素对优生的影响。

工作情景与任务

导入情景：

　　小李和小王是大学同学，毕业后携手步入婚姻殿堂。小李在一家印刷厂任质检员，小王在一家合资企业任销售员。两人琴瑟和鸣，互相激励，努力工作。小王由于业务原因经常出差，小李为此养了一支京巴狗做伴。小王不在家时，小李和朋友常去酒吧跳舞，沉浸在激昂动感的音乐里。小王在家时，经常工作至深夜，喜欢不断抽烟，房间里总是烟雾缭绕。某天，小李突然晕倒在车间里，到医院就诊，医生诊断小李怀孕并有流产征兆。

工作任务：

1. 对李女士所孕胎儿提出正确的处理意见。
2. 对李女士夫妻开展优生优育宣教。

　　据调查，目前我国出生缺陷的发生率在 5.6% 左右，每年新增出生缺陷数约 90 万例，不仅危及儿童的健康和家庭的幸福，而且影响了国家人口素质的健康存量和经济社会的可持续发展。因此，研究影响优生的因素，预防缺陷儿的出生，做好优生优育工作意义重大。

　　影响优生的因素包括遗传因素和非遗传因素，遗传因素在遗传学基本理论等相关章节中已有叙述，本章主要说明非遗传因素对优生的影响，包括理化因素、生物因素、营养因素、药物因素、不良嗜好等。

第一节 理化因素

一、物理因素

人类在生产和生活过程中,应避免接触各种有害物理因素,包括电离辐射、电磁辐射、紫外线、红外线、高温、噪声、振动、高气压等。其中电离辐射是最严重的物理致畸因素。

(一)电离辐射

电离辐射主要包括 α、β、γ 和 X 射线以及电子、中子等粒子的放射线,长期小剂量电离辐射可引起基因突变,大剂量可引起染色体畸变,人类接触各种电离辐射后,对后代可能造成的致畸作用要具体分析。对于育龄男女,小剂量电离辐射可引起月经周期延长、暂时闭经、无精子生成等,大剂量电离辐射可造成性腺不可恢复性损伤,导致不育。对于妊娠妇女,电离辐射可引起胚胎及胎儿发育缺陷、畸形、白血病、恶性肿瘤、死胎等,胚胎及胎儿受电离辐射影响的程度主要取决于放射线剂量、照射时间和胚胎发育时期,妊娠期越早,损害程度越重,最易受到损伤的部位是胎儿的中枢神经系统,常见的异常表现是新生儿小头畸形及脑积水。由于医疗或其他原因,在宫内受到照射的胎儿,出生后 10～15 年恶性肿瘤和白血病的发病率明显增高。如果对孕妇采取放射性碘来诊断和治疗疾病,则可导致胎儿出现甲状腺先天性缺陷和肿瘤。1945 年日本广岛和长崎发生的两颗原子弹爆炸,1986 年发生的切尔诺贝利核电厂四号反应堆爆炸,都导致放射线波及区域内的新生儿出生缺陷和疾病。

(二)电磁辐射

电磁辐射主要由电力供应设备和各种家用电器产生,如多种电压等级的输电线、电脑、电视机、手机、电磁炉、微波炉等。有学者认为电磁辐射暴露强度高的孕妇比暴露强度低的孕妇流产风险增加,暴露强度更高的妇女甚至有反复流产或不孕史。有研究提示,孕妇使用电热毯或电热床垫会增加后代儿童肿瘤发生率。有关电磁辐射对妊娠结局是否有影响目前尚无定论,还有很多方面值得进一步研究。但是,妊娠早期胎儿对物理因素高度敏感,在未能对电磁辐射的胚胎致畸作用得出定论之前,孕妇还是尽量避免接触电磁辐射最为安全。

(三)高温

高温对人的生殖功能和胚胎有影响,可使男性出现精子减少症、精子无力或精子畸形等;可使女性月经量减少、月经周期延长等;可使胎儿脑细胞损伤,造成智力障碍、发育畸形。妊娠期由于各种原因引起的体温升高均可使母体处于高温环境,可能对胚胎和胎儿发育产生危害。因此,妊娠期女性不宜处于高温环境中,应避免感染发热、中暑、高温作业、母体洗桑拿浴等。

(四)噪声

噪声是一种公害,其危害程度主要取决于噪声的频率、强度及暴露时间,主要包括生产性噪声、交通噪声和生活噪声。例如工业生产中机器运转的噪声,农业生产中打谷机的噪声,飞机起降、火车和汽车的噪声,家庭装修、歌舞厅的噪声等。40dB 以下的声音对人体没有明显的不良影响,60dB 的噪声能抑制胃的正常活动,80dB 的噪声能使胃肠收缩力减弱、消化分泌量减少。噪声对中枢神经系统有强烈刺激,可使妇女内分泌功能紊乱,出现月经周期异常。孕妇受噪声困扰,可导致精神紧张、内分泌失调,造成胎儿流产、早产、发育迟

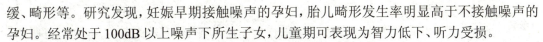

缓、畸形等。研究发现，妊娠早期接触噪声的孕妇，胎儿畸形发生率明显高于不接触噪声的孕妇。经常处于100dB以上噪声下所生子女，儿童期可表现为智力低下、听力受损。

（五）振动

振动对人体的不良作用与振动的频率和振幅的大小有关，女性受振动易出现自然流产及影响生殖能力，还可发生妊娠高血压综合征。振动对胚胎的影响，可能是母体受影响的间接后果。

二、化学因素

与人类生存息息相关的许多化学物质都会损害人体健康，能够影响胎儿的正常发育，如化学工业物质、农药、食品添加剂、防腐剂、调味品、化妆品、除垢剂等。

（一）化学工业物质

1. 铅及其化合物　铅及其化合物为最常见的工业毒物，如铅矿废气、汽车尾气、含铅彩釉餐具、含铅化妆品、染发剂、铅质焊锡罐头、松花蛋、爆米花等，可由呼吸、饮食、直接接触等多种途径摄入。经常接触高浓度的铅及其化合物，男性可导致精子数目减少、运动无力、畸形增多，女性可造成不孕、自然流产、早产、死产、低出生体重儿、智力低下儿等。在高浓度铅尘及铅蒸气中作业的女工，妊娠期间，应脱离含铅环境。

2. 汞及其化合物　汞在自然界中能够转化成剧毒的甲基汞，并通过食物链高度富集和放大，主要来源于燃煤、有色金属冶炼、水泥生产、钢铁生产所排放的废气和氯碱、塑料、电池、电子等工业排放的废水，通过呼吸道、消化道、皮肤进入人体，影响细胞的正常功能。长期接触汞及其化合物，女性自然流产、早产及妊娠高血压综合征的发病率明显增高。甲基汞是最易通过胎盘的汞化合物，可通过血脑屏障进入胎儿的脑组织和脊髓，对胎儿的毒性特大，导致胎儿中枢神经系统发育迟缓、脑畸形、抽搐、行为和智力缺陷等。1953年，日本"水俣市"发生了食入被甲基汞污染的鱼和贝而引起的中毒事件。45例患儿出生3个月后，出现严重精神迟钝、协调障碍、共济失调、步行困难、语言障碍、发育不良、视力障碍、大发作性癫痫、听力障碍等不良症状。20世纪70年代，我国松花江流域发现汞污染，虽未发现先天性水俣病患儿，但当地儿童握力降低、眼手协调功能降低、记忆力低下。

3. 汽油　汽油是工业及生活中用途极广的溶剂和燃料，主要以蒸气形式经呼吸道吸收，经皮肤吸收很少。汽油为麻醉性毒物，在体内主要作用于中枢神经系统，引起神经细胞内脂代谢障碍。研究显示，汽油对胎儿的影响比对孕妇的影响更为严重，它可通过胎盘进入胎儿体内，并在胎儿组织中蓄积而引起胎儿损伤。

4. 亚硝酸盐　日常生活中，人们由于误将亚硝酸盐当食盐用，食用含硝酸盐或亚硝酸盐较高的腌制肉制品、泡菜及变质的蔬菜，饮用硝酸盐或亚硝酸盐含量高的蒸锅水、含有枯草杆菌的奶制品、长时间加热煮沸的水等而引起中毒。造成组织缺氧、呼吸困难、全身皮肤及黏膜发绀等症状，严重者出现意识丧失、昏迷、惊厥、大小便失禁，呼吸衰竭，甚至死亡。亚硝酸盐可透过胎盘进入胎儿体内，6个月以内的胎儿对亚硝酸盐特别敏感，可造成致畸作用。

5. 苯及其同系物　人们在橡胶、油漆、喷漆、制药、合成纤维、染料、农药、人造革生产以及印刷业中均可接触苯及其同系物，主要经呼吸道和皮肤进入人体，对造血系统形成损害，为强烈致癌物质，能导致再生障碍性贫血和白血病。育龄妇女长期吸入苯及其同系物可导致月经异常，若孕期接触苯，妊娠并发症的发病率会显著增高。苯可致胎儿先天缺陷。

（二）农药

广泛用于农业生产的农药是毒性很强的化学物质，对人体有较大危害，可通过呼吸道、消化道、直接接触等途径进入人体，残留农药造成孕妇流产、早产、死胎、胎儿畸形已为世界所公认。农药还可影响男性精子生成，导致不育症。美国在越战期间，自1961年开始使用落叶剂，落叶剂中含有持久性有机污染物四氯二苯二噁英，导致当地妇女流产、死胎、畸胎发生率增加。落叶剂使用最严重的1966年后，当地先天性腭裂和脊柱裂急剧增加，而且落叶剂撒布多的省份胎儿死亡率远远高于越南全国平均水平。

 知识窗

装修污染——国人健康新杀手

据调查，全国每年由室内污染引起的死亡人数已达11.1万人，装修污染已经成为人们不容忽视的话题。国家颁布的《民用建筑工程室内环境污染控制规范》中，列出的五种主要污染物为：甲醛、苯、氨气、挥发性有机物、放射性氡。装饰材料中的游离甲醛不仅是致癌物，还可引起女性月经紊乱和异常；油漆、涂料、胶黏剂中的苯可导致胎儿发育畸形和流产；来自混凝土、水泥、花岗岩等建筑材料中的放射性元素氡，可造成女性不孕、男性精子异常。

第二节 生物因素

生物因素对优生的影响，主要表现为细菌、病毒、寄生虫、真菌、螺旋体、衣原体、立克次体等病原微生物，经胎盘或生殖道感染胎儿，导致流产、宫内发育迟缓、先天畸形、早产及死产等。因病原体种类、感染时机、感染途径、母体免疫状态等因素的不同，胎儿受累器官及受累程度可有不同。妊娠期先天性感染的病原体中，以病毒感染最多，危害最大。

一、风疹病毒感染

人是风疹病毒的唯一自然宿主，主要通过两条途径传播：呼吸道传播和母婴传播。妊娠期妇女感染风疹病毒，可经胎盘传播或上行感染羊水，引起流产、死胎、或新生儿先天性风疹综合征。新生儿先天性风疹综合征最常见的症状为耳聋、白内障、小头、先天性心脏病等，感染时的胚龄越小，畸形程度越重。风疹是世界性的病毒传染病，流行周期受易感人群规模大小的影响，3～5月份是感染高峰，孕早期是高危险期，如若初发感染，胎儿致畸率可达10%～30%。预防风疹病毒的关键是减少与风疹患者面对面的接触，孕妇应尽量避免去公共场所。孕前筛查是降低新生儿先天性风疹综合征发病率的有效手段，计划妊娠妇女如既往未曾患过风疹，也未接种过风疹疫苗，应先测定血清中风疹抗体，如为阴性可注射风疹疫苗。风疹初愈的育龄妇女，6个月内最好不要怀孕。

二、巨细胞病毒感染

巨细胞病毒传染源为患者及隐性感染者，感染途径较多，主要是密切接触和垂直传播，病毒存在于血液、唾液、宫颈分泌物、精液、乳汁、泪液、粪便和尿液中，可经由胎盘、产道及哺乳等途径感染胎儿和婴儿，导致胎儿畸形、死胎或流产，母乳是我国1岁以内婴儿巨细胞病毒感染的重要原因。巨细胞病毒感染具有迟发性特点，90%感染新生儿可以不表现临床症状，数年后，幸存者才会逐渐出现耳聋、智力迟钝等症状。巨细胞病毒感染呈全球性分布，无季节性，受国家和社会经济水平、地域分布、文化背景、生育状况、易感人群差异等因素的影响。妊娠期巨细胞病毒感染至今尚无特异性的治疗措施，转移因子、高价免疫球蛋白、中药等有一定的疗效，研制和发展巨细胞病毒疫苗应是预防巨细胞病毒感染的根本手段。

三、人类免疫缺陷病毒感染

人类免疫缺陷病毒是引起艾滋病的病原体，传染源为无症状携带者和艾滋病患者，主要通过性接触、血液、母婴垂直传播三种途径侵入人体。母体感染后，可经胎盘、产道、乳汁感染后代，导致流产、死胎、早产、低出生体重儿、儿童艾滋病等。母体病毒数量是决定垂直传播最重要的因素。母体病毒载量越高，母婴传播概率越大，血浆病毒量与围生期婴儿感染率几乎呈直线上升关系。在世界范围内，自从艾滋病流行以来，导致了近1200万人的死亡，已有600万孕妇和超过500万的15岁以下儿童感染了艾滋病，其中有400万人已经死于艾滋病，90%以上发生在亚洲和非洲。如果不采取干预措施，全世界每天将有1600名婴儿成为感染者。控制艾滋病的有效措施是预防，提倡安全性行为，严格筛选供血人员，杜绝吸毒。怀孕前夫妻双方可接受艾滋病抗体测试的咨询，若女方已证实感染了该病毒，最好及早终止妊娠。对人类免疫缺陷病毒感染的治疗，目前尚无特效药物。

四、淋病奈瑟菌感染

淋病奈瑟菌为严格的人体寄生菌，主要存在于急性尿道炎与阴道炎的脓性分泌物的白细胞中，所致疾病为淋病，发病率居我国性传播疾病首位。淋病患者是主要传染源，母婴传播是淋病奈瑟菌传播途径之一，包括经胎盘传播、产时传播、产后传染。孕妇患有淋病，未经及时发现和治疗，或治疗不彻底，淋病奈瑟菌可以通过胎盘感染胎儿，早期可导致感染性流产，后期可导致早产和胎儿宫内感染。分娩时新生儿通过污染产道可引起淋病性结膜炎。在淋病高发地区，孕妇应于产前常规筛查细菌，最好在妊娠早、中、晚期各做一次宫颈分泌物涂片镜检；妊娠期淋病治疗应早期诊断、早期治疗，及时、足量、规章用药；淋病孕妇娩出的新生儿，用1%硝酸银点眼，预防和降低新生儿淋菌性结膜炎的发生。

五、弓形虫感染

弓形虫病是一种人畜共患的寄生虫病，呈世界性分布。人因食入受感染的生肉、内脏及其他食物，或接触猫、狗等感染动物所致。孕妇感染后可通过胎盘感染胎儿，感染发生在妊娠早期，易造成流产、死胎；感染发生在妊娠中期，易造成死产、早产、脑积水、小头畸形、癫痫等损伤。一些先进国家把孕妇的弓形虫检验列为常规妊娠检测项目之一，加强卫生宣传，不吃未熟的肉类和乳品，不养猫等宠物，可预防本病。

第三节 营 养 因 素

孕妇的营养不仅关系母体自身的健康，而且还会影响胎儿及出生后的生长发育，因此，要根据妊娠的不同时期和地区特点，遵照医嘱进行补充。

一、营养对生殖功能及生殖细胞的影响

合理和充足的营养，有助于人类生殖功能的维持和性细胞的发育。孕前夫妇营养不足会影响精子、卵子的质量，受孕后会直接影响胎儿的发育。男性营养不足或过剩可改变性激素的生成，导致青春期发育延缓、睾丸萎缩或性功能减退；缺锌可造成精子数量减少；缺碘可降低性欲并影响精子的生成；缺矿物质可造成精子形态异常及活力降低；缺叶酸可导致生殖细胞数量进行性减少。女性营养不足，难以受孕，即使怀孕，患心脏、呼吸系统疾病、贫血、胎膜早破、早产、低出生体重儿的比例也较高；女性营养过剩，易并发妊娠高血压综合征及妊娠糖尿病、产程延长、难产、死产。

二、营养对胎儿生长发育的影响

孕妇营养不足对胎儿的影响，与营养缺乏的严重程度及持续时间有关。妊娠早期营养缺乏，可导致流产或胎儿畸形的发生。妊娠中、后期营养不足，会引起胎儿宫内发育迟缓、低出生体重儿、智力低下、早产或死产等。因此孕妇全面合理的营养对胎儿生长发育，防止先天性缺陷是至关重要的。

三、孕期的营养需求

孕妇需要合理和充足的营养素，维持母体自身健康、子宫、胎盘、羊水及乳腺等方面的需要。中国营养学会兼顾孕妇生理变化、胎盘生长发育、胎儿生长发育三个方面的需求，提出了妊娠期妇女对营养素的平均需要量、推荐摄入量等。

（一）热量的需求

为了满足自身及胎儿热能、分娩和产后乳汁分泌的需要，孕期所需热量比非孕期明显增加。孕期不同阶段对热量的需要是不均衡的，妊娠早期，胎儿生长速度较慢，需要增加的热量不多，孕妇每日只需增加热量 209kJ。随着妊娠月份的增加，胎儿和母体体重增加，对热能及各种营养素的需要量急剧增加，至妊娠后期每日需要增加热量达 1255kJ。孕期摄入的热量与婴儿出生体重密切相关。如摄入热量不足，妊娠中、晚期体重每月增加不足 1kg 的孕妇，有可能分娩低出生体重儿或引起各种产科并发症；若热量摄入过多，妊娠 5 个月后体重平均每周增加超过 0.5kg 者，可致胎儿过大，易引起难产，出生后易发生肥胖。

（二）蛋白质的需求

蛋白质是组成人体组织和器官的主要成分，是生命的物质基础，不但胎儿需要蛋白质构成其自身的组织，孕妇也需要蛋白质供给子宫、胎盘及乳腺等器官的发育，特别是到妊娠晚期，更需要储备较多的蛋白质满足分娩、产后失血、泌乳的需要。孕期蛋白质摄入不足，易并发妊娠高血压综合征，增加滞产和产后出血的可能性，并使产后恢复迟缓，乳汁稀少。孕期蛋白质摄入严重不足，可致胎儿脑细胞数目减少，智力发育受阻。孕妇应多食瘦肉、鱼、蛋、牛奶、豆腐等食品，为满足孕妇及胎儿的生理需求，早期、中期、晚期妊娠阶段，每天分别增加蛋白质摄入量 5g、15g、20g。

（三）糖类及脂类的需求

糖类和脂类是人体组织器官分化、发育所必需的营养素，若孕妇过量摄入淀粉能影响其他营养素的摄入。妊娠早期妇女每天至少摄入谷类 200g，妊娠中晚期妇女每天摄入谷类 400～500g。脂肪酸是生殖所必需的物质，它与精子形成、乳汁成分和前列腺素合成等都有

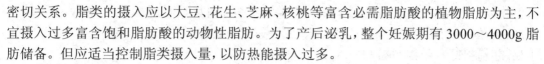

密切关系。脂类的摄入应以大豆、花生、芝麻、核桃等富含必需脂肪酸的植物脂肪为主,不宜摄入过多富含饱和脂肪酸的动物性脂肪。为了产后泌乳,整个妊娠期有3000~4000g脂肪储备。但应适当控制脂类摄入量,以防热能摄入过多。

（四）无机盐的需求

1. 钙　钙既是构成骨骼和牙齿的重要成分,也是维持所有细胞正常生理状态的必需元素。胎儿骨骼和牙齿的钙化在母体内即已开始,出生时全部乳牙已经形成,第一对恒牙也已钙化。若母体缺钙严重或时间过长,胎儿可从母体的骨骼和牙齿中夺取钙,导致孕妇骨质软化、牙齿脱落、肌肉痉挛;胎儿可致牙齿发育不全,易患先天性佝偻病。孕妇每天可摄入量为早期妊娠800mg、中期妊娠1000mg、晚期妊娠1200mg。

2. 铁　铁是血红蛋白的重要组成成分,主要参与机体内部氧的输送和组织呼吸。胎儿从孕母体内摄取铁,除了满足本身造血和肌肉组织需要外,还在肝脏贮存一部分,以供出生后6个月生长发育的需要。如果孕妇铁摄入不足,胎儿虽然能从母体获得其生长发育所需要的铁,但体内铁储存减少,出生后易出现缺铁性贫血。孕妇每天可摄入量为早期妊娠15mg、中期妊娠25mg、晚期妊娠35mg。

3. 锌　锌是许多重要酶的组成成分,在核酸和蛋白质代谢中起重要作用。孕妇轻度缺锌,可致早产;中度缺锌,可致胎儿发育迟缓、免疫功能低下、大脑发育受阻;重度缺锌,可致胎儿中枢神经系统畸形。孕妇每天可摄入量为早期妊娠11.5mg、中期、晚期妊娠16.5mg。

4. 碘　碘是合成甲状腺素的重要成分,能够间接促进蛋白质的生物合成,摄入量既不能少,也不能多。妊娠期碘摄入量不足,孕妇易发生甲状腺肿大,严重缺碘,可导致胎儿大脑与身体发育迟滞,易患克汀病。碘摄入过量,可引起新生儿高碘性甲状腺功能亢进。因此,孕妇补碘应慎重。妊娠期推荐每天摄入量200μg。

（五）维生素的需求

1. 维生素A　维生素A能够促进人体细胞的生长发育,增强免疫系统的功能。妊娠期维生素A缺乏,可导致胎儿发育不全、生长受限、失明、畸形、早产等。摄入维生素A过多,亦可造成胎儿畸形。建议孕妇维生素A供给标准是妊娠早期800μg/d,妊娠中、晚期900μg/d。维生素A仅存于动物性食品中,如动物肝脏、蛋黄、乳类等食品。有色蔬菜如胡萝卜、菠菜中含有胡萝卜素,在小肠内可转变为维生素A。

2. 维生素D　维生素D能促进钙磷的吸收和在骨骼中的沉积,对骨骼的钙化起着重要作用。妊娠期维生素D缺乏,可引起胎儿骨骼发育异常,引起先天性佝偻病。维生素D摄入过量,可导致胎儿动脉硬化及精神发育迟缓。建议孕妇的供给标准是妊娠早期5μg/d,妊娠中、晚期10μg/d。动物肝脏、鱼肝油和蛋类含维生素D丰富。此外,日照皮肤也是获取维生素D的重要途径。

3. 维生素B_1类　维生素B_1类与机体的糖代谢有关,能促进食欲,帮助消化,促进胎儿生长,并能保护神经系统和心脏功能。孕妇缺乏维生素B_1类,婴儿可出现先天性脚气病、哭闹、凝视、抽搐等,甚至死亡。建议孕妇供给量应为1.5mg/d,粗糙谷类、酵母、豆类及瘦肉中含维生素B_1类较多。

4. 维生素B_{12}类　维生素B_{12}类对于DNA的合成起着重要作用,它可以增加叶酸的作用,促进细胞的发育和成熟。孕妇缺乏维生素B_{12}类,可导致婴儿早熟及贫血。建议孕妇每天供给量为2.6μg,肝、肾、肉类中富含维生素B_{12}。

5. 叶酸　叶酸是一种水溶性维生素,因为最初是从菠菜叶子中分离提取出来的,故得名"叶酸"。可促进胎儿的正常发育和红细胞的形成。妊娠期叶酸缺乏，可导致胎儿流产、早产、死胎、巨幼红细胞性贫血、神经管畸形。建议孕妇每天供给量为 600μg，动物的内脏、干果、粗糙谷物中富含叶酸。

此外，其他一些维生素对胎儿发育也有一定影响，如孕期维生素 C 缺乏，可引起胎儿发育不良，维生素 E 缺乏可致新生儿贫血和水肿。维生素 B_2 缺乏能引起胎儿骨骼、软组织、神经系统、颜面等多种畸形，维生素 B_6 缺乏能引起唇裂、腭裂。

第四节　药　物　因　素

许多药物可通过胎盘屏障，进入胎儿体内及羊水中，对胎儿产生不利影响。其影响程度主要与用药时的胎龄、药物的毒性、服药剂量、用药时间等因素有关。因此，注意孕期用药的安全性、合理性非常必要。

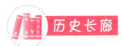
历史长廊

震惊世界的"反应停"事件

反应停，学名沙利度胺，1956 年在西德上市，主要治疗妊娠呕吐反应。由于其临床疗效明显，一时各国争相上市，使用极为广泛。几年后，反应停畅销国家突然发现许多新生儿的上肢、下肢特别短小，甚至没有臂部和腿部，手脚直接连在身体上，形状酷似"海豹"。部分新生儿还伴有心脏和消化道畸形、多发性神经炎等。大量的流行病学调查研究证明，这种"海豹症"是由于患儿的母亲在妊娠期间服用反应停所致。从 1956 年反应停进入市场至 1962 年撤药，全世界 30 多个国家和地区（包括我国台湾省），共报告了"海豹胎"1 万余例。反应停所造成的胎儿畸形，成为 20 世纪最大的药物导致先天畸形的灾难性事件，至今仍有法律纠纷。

一、常用药物对胎儿的影响

药物对胎儿的影响，表现为胎龄越小，危害越大，妊娠 12 周内是药物致畸最敏感的时期。所以，妊娠前 3 个月孕妇务必谨慎使用药物。在妊娠的中、晚期，胎儿各器官均已基本发育完全，用药一般不会致畸，但可出现程度不一的发育异常或局限性损害。胚胎各器官分化成形的时间不同，药物引起的畸形也不同，受孕 21～40 天，心脏最易受药物影响，随后为四肢及眼睛，神经系统的易感期最长，为受精后 20 天至胎儿娩出。

二、致畸药物种类及致畸表现

女性在孕期特别需要注意用药问题，以下常用药物可对孕妇和胎儿的健康造成不良影响，目前已肯定对人类有致畸作用的药物见表 6-1。

表 6-1　致畸药物种类及致畸表现

药物种类	药物名称	致畸表现
抗癌药	甲氨蝶呤	无脑儿、脑积水、脑脊膜膨出、腭裂、流产、死胎
	巯嘌呤	脑积水、脑脊膜膨出、唇裂、腭裂

续表

药物种类	药物名称	致畸表现
	环磷酰胺	四肢或外耳缺损、唇裂、腭裂、发育迟缓
	苯丁酸氮芥	肾、输尿管缺损
	白消安	多发畸形
激素	己烯雌酚	女婴男性化、男婴女性化、女孩阴道腺癌、男孩尿道异常
	孕酮	女婴男性化
	睾酮	女婴男性化、阴蒂肥大、子宫阴道发育不全
	可的松	无脑儿、腭裂、独眼、白内障、腹裂、隐睾
	避孕药	脑积水、脑脊膜膨出、血管错位
抗菌药	四环素	心脏畸形、手指畸形、先天性白内障、颅内压增高
		牙本质及牙釉质发育不全、骨发育不全
	链霉素	先天性耳聋、小鼻、多发性骨畸形
	卡那霉素	先天性耳聋
	氯霉素	肝损害、灰色综合征、死胎
	长效磺胺	新生儿高胆红素血症、器官畸形
镇静药	甲丙氨酯（眠尔通）	唇裂、腭裂、发育迟缓
安眠药	氯氮䓬（利眠宁）	唇裂、腭裂、发育迟缓
	地西泮	多发畸形、核黄疸、唇裂、腭裂、腹股沟疝
抗过敏药	美克洛嗪（敏克静）	肢体缺损、腭裂、黄疸、新生儿呼吸抑制、脐疝、死胎
	布克力嗪（安其敏）	肢体缺损、腭裂、黄疸、新生儿呼吸抑制、脐疝、死胎
	氯苯那敏	肢体缺损、腭裂、黄疸、新生儿呼吸抑制、脐疝、死胎
	苯海拉明	肢体缺损、腭裂、黄疸、新生儿呼吸抑制、脐疝、死胎
抗疟疾药	乙胺嘧啶	脑积水、四肢缺陷、耳聋、血小板减少、视网膜病变、死胎
	奎宁	脑积水、四肢缺陷、耳聋、血小板减少、视网膜病变、死胎
	氯喹	脑积水、四肢缺陷、耳聋、血小板减少、视网膜病变、死胎
兴奋药	丙米嗪	短肢
	苯丙胺	脑积水、足或肢畸形、腭裂
	咖啡因	唇裂、腭裂
抗癫痫药	苯妥英钠	先天性心脏病、唇裂、腭裂、多指畸形、智力障碍
	扑痫酮	唇裂、腭裂、多指畸形
抗血栓药	双香豆素	软骨发育不全、鼻缺陷、脑出血、胎盘早剥、死胎
退热药	阿司匹林	新生儿出血、畸形、宫内发育迟缓
降血糖药	苯乙双胍（降糖灵）	畸形、新生儿血小板减少、低血糖、乳酸中毒
	氯磺丙脲	唇裂、新生儿血糖过低、死胎
	甲苯磺丁脲	短肢、心血管及泌尿生殖器官畸形、死胎、类白血病

三、用药安全与基本原则

妊娠期不能滥用药物，若因治病服药，必须在医生指导下使用，以确保孕妇和胎儿不受损害。应以安全、有效、适量、必需为用药原则，千万不能自行服药。在有多种药物可供选择的情况下，应尽量选取临床上使用时间较长、相对安全、毒副作用小的药物，应避免大剂量、长期用药、多种药物联合使用。疾病痊愈后，要及时停药。分娩期用药还要考虑对即将出生的新生儿有无影响，故用药应持谨慎态度。

第五节 不 良 嗜 好

近年来，随着围生期医学的快速发展，不良嗜好对优生的影响，已经越来越受到人们的关注。吸烟、酗酒、吸毒、摄入咖啡因等种种不良嗜好，不仅危害自身健康，而且累及后代。

一、吸烟

烟草中含有数百种对人体有害的物质，主要成分为尼古丁、氰化物、氨、一氧化碳、烟焦油等。女性嗜烟，可干扰和破坏卵巢功能，引起月经失调、过早绝经、不孕。孕妇嗜烟，可引起胎儿烟草综合征，表现为宫内发育迟缓、低出生体重儿、流产、早产、畸形，还可增加围生期病死率，影响儿童体格和智力发育，并有致子代癌症的危险。男性嗜烟，可影响精子质量，导致精子畸形、活动力下降。丈夫大量吸烟，迫使母亲和胎儿被动吸烟，可导致胎儿死亡率和缺陷率明显增加。据研究，孕妇逗留于烟雾缭绕的环境中 1 小时，便等于自己吸进了 4 支香烟。

二、酗酒

酗酒可危及生殖系统功能，导致生殖细胞染色体结构和数目发生变化，影响精子生成和卵细胞发育。孕妇酗酒，可引起胎儿乙醇中毒综合征，表现为发育迟缓，体重低下；中枢神经系统功能障碍，可有小头畸形、智力低下；面部畸形，常有鼻短、鼻孔朝天、眼裂小、斜视、上嘴唇向里收缩、扇风耳等；心脏及四肢多种畸形。男性酗酒，可使精子形态变化、活动力降低，若使女方受孕，可导致胎儿畸形，或出生后表现为痴呆、低能儿。酒精的致畸作用与饮酒量、酒精浓度、胎龄及孕妇的个体因素有关，孕期越早则影响越大。

三、吸毒

根据联合国公约规定，国际上管制的毒品有 200 多种，如冰毒、摇头丸、吗啡、海洛因、大麻、盐酸哌替啶（度冷丁）、可卡因等。长期吸用毒品，可造成性功能减退，甚至完全丧失性功能。男性可出现性低能、性无能，精子异常；女性可出现月经失调、经量少、不孕、闭经。孕妇吸毒，可导致流产、早产、胎儿宫内窘迫。新生儿大多数在产后 24～48 小时内出现戒断综合征，表现为躁动不安、哭闹、颤抖、呕吐、腹泻、打喷嚏、出汗、肌肉痉挛、反射亢进、体温异常等。此外，还可发生小头畸形，影响日后生活和学习。

第六节 心 理 因 素

古代医学和现代医学都认为，母亲的心理状态可影响胎儿的健康和生长发育。孕妇处于积极乐观状态时，能促进胎儿的生长发育；处于消极焦虑状态时，易导致胎儿发育不良。

一、孕妇的心理特点

妊娠早期，孕妇可因身体的不适，而出现明显的心理变化。表现为情绪多变，自相矛盾，过敏和过度反应时有发生，容易接受暗示，在与外部刺激无关的情况下，经常明显地从兴奋状态转变为消沉；依赖性增强，欲望增加，变得偏食，特别喜欢某些食物；过度忧虑，担心胎儿健康，对性生活产生畏惧。妊娠中期，孕妇对生理和心理变化已经较为适应，心理状态一般较平稳，因担心自身健康状况和胎儿发育是否正常，可能产生轻度焦虑，但一般无不良影响。妊娠晚期，胎儿生长迅速，孕妇躯体过度负荷，行动笨拙，对分娩及随之而来的哺育后代的期待、不甚明了和担忧，容易出现情绪不稳定、压抑、恐惧、紧张、焦虑等。大部分孕妇都能比较好地适应妊娠期生理和心理变化，如果不能适应变化，可能出现心理障碍，包括产前焦虑、产前抑郁、分娩恐惧、强迫症等。

二、心理因素对胎儿生长发育的影响

悲伤、痛苦、烦恼、气愤、不满等消极情绪，可使孕妇体内肾上腺素增多，引起孕妇血压升高、心率加快、妊娠期呕吐加剧，导致流产、早产、死胎。妊娠早期，孕妇如受到强烈精神刺激，可导致胎儿唇裂、腭裂、智力低下。此外，孕妇的不良心理状态，对胎儿的中枢神经系统发育影响较大，可直接影响新生儿的性格和智力。相反，积极的情绪可以增加血液中有利于健康的化学活性物质，促进胎儿的生长发育。据资料统计，在母腹中经历了 1976 年唐山大地震的孩子，平均智商为 84.43 分，而没有经历过的孩子平均智商可达到 91.95 分。故孕妇应保持心情舒畅，生活有规律，常听悦耳的音乐，多看优美的画境，适当参加文娱活动，解除各种不良情绪。

本章小结

影响优生的非遗传因素很多，主要包括理化因素、生物因素、营养因素、药物因素、不良嗜好等，这些因素会影响人类性腺和胎儿的正常发育，诱发出生缺陷，严重的会引起流产、早产、死胎。理化因素主要指电离辐射、电磁辐射、高温、噪声、振动等物理因素和化学工业物质、农药等化学因素；生物因素主要指风疹病毒、巨细胞病毒、人类免疫缺陷病毒、淋病奈瑟菌、弓形虫等病原微生物；药物因素主要指可对孕妇和胎儿的健康造成不良影响的常用药物；不良嗜好主要指吸烟、酗酒、吸毒等。所以，孕妇既要避免接触有害环境，又要注重营养，更要谨慎用药。同时应养成良好的生活习惯和保持心情舒畅。

（杨全凤）

 自测题

1. 下列属于影响优生的物理性因素的是（　　）
   A. 农药　　　　　　　　B. 汽油　　　　　　　　C. 振动
   D. 药品　　　　　　　　E. 疱疹病毒
2. 下列选项中，最严重的物理致畸因素的是（　　）
   A. 电离辐射　　　　　　B. 电磁辐射　　　　　　C. 高温
   D. 噪声　　　　　　　　E. 振动
3. 下列选项中**不属于**化学致畸因素的是（　　）

    A. 农药   B. 哌替啶（度冷丁）

    C. 除草剂   D. 苯

    E. 汽油

4. 下列引起胎儿出生缺陷具有迟发性的因素是（　　　）

    A. 风疹病毒   B. 巨细胞病毒

    C. 单纯疱疹病毒   D. 弓形虫

    E. 人类免疫缺陷病毒

5. 男性精子数量减少，主要缺乏的营养素是（　　　）

    A. 锌   B. 铁   C. 钙

    D. 碘   E. 镁

6. 婴儿出生后易哭闹，孕妇缺乏的维生素是（　　　）

    A. 维生素 B_1 B. 维生素 B_6 C. 维生素 A

    D. 维生素 C   E. 维生素 D

7. 孕妇受孕 27 天时，胎儿最易受药物影响的部位是（　　　）

    A. 心脏   B. 脑   C. 肾

    D. 肝   E. 脾

8. 下列关于孕妇选择用药原则，**错误的**是（　　　）

    A. 小剂量用药   B. 毒副作用小的药物

    C. 临床使用时间长的药物   D. 不能大剂量用药

    E. 联合用药

9. 下列关于吸烟对妊娠的影响，**错误的**是（　　　）

    A. 女性嗜烟可导致不孕   B. 男性嗜烟可导致精子畸形

    C. 孕妇嗜烟可导致早产   D. 父亲嗜烟对胎儿无影响

    E. 丈夫嗜烟可导致妻子被动吸烟

10. 下列关于不良情绪对妊娠可能造成的影响，**错误的**是（　　　）

    A. 导致流产、早产、死胎   B. 导致胎儿畸形

    C. 导致胎儿智力低下   D. 妊娠期高血压疾病发病率增加

    E. 对胎儿生长发育无影响

11. 孕妇受核辐射照射后，其子代多发生（　　　）

    A. 21 三体综合征   B. 小头畸形

    C. 唇裂   D. 先天性心脏病

    E. 出生体重低

12. 1953 年，日本"水俣市"发生的婴儿先天性水俣病，造成此病的物质是（　　　）

    A. 汞   B. 铅   C. 亚硝酸盐

    D. 苯   E. 农药

13. 李女士妊娠 2 个月后，为转变面部肤色，使用增白化妆品，保健医生提醒她增白化妆品中有易导致流产的物质，这种物质是（　　　）

    A. 汞   B. 铅   C. 亚硝酸盐

    D. 苯   E. 农药

14. 孕期**不宜**食用的食品是（　　　）

A. 泡菜　　　　　　　　B. 动物肝脏　　　　　　　C. 牛奶

D. 干果　　　　　　　　E. 粗糙谷物

15. 王女士怀孕后，母亲将其宠物狗带走，是怕感染（　　　）

A. 风疹病毒　　　　　　　　　　B. 巨细胞病毒

C. 单纯疱疹病毒　　　　　　　　D. 弓形虫

E. 艾滋病病毒

16. 张女士妊娠 19 周时，出现腹泻现象，自行服用氟哌酸后，咨询医生药物致畸最敏感的时期是（　　　）

A. 妊娠 12 周内　　　　　　　　B. 妊娠 16 周内

C. 妊娠 22 周内　　　　　　　　D. 妊娠 20 周内

E. 以上都错误

17. 林女士妊娠 20 周，缺钙比较严重，可能导致胎儿疾病是（　　　）

A. 先天性心脏病　　　　　　　　B. 先天性克汀病

C. 先天性佝偻病　　　　　　　　D. 智力低下

E. 耳聋

18. 黄女士妊娠 16 周，孕检显示缺铁，她可能出现（　　　）

A. 贫血　　　　　　　　B. 呕吐　　　　　　　　C. 抽筋

D. 高血压　　　　　　　E. 夜盲症

19. 钱女士日常生活中特别喜欢喝饮料，妊娠后她可以喝（　　　）

A. 咖啡　　　　　　　　B. 浓茶　　　　　　　　C. 雪碧

D. 可乐　　　　　　　　E. 果汁

20. 吴女士是手机控，怀孕后，手机可能影响胎儿发育的因素是（　　　）

A. 电离辐射　　　　　　B. 电磁辐射　　　　　　C. 噪声

D. 振动　　　　　　　　E. γ 射线

第七章　实现优生的重要途径——出生缺陷干预

 学习目标

1. 掌握出生缺陷干预的三级预防措施、优生咨询的内容和方法、产前筛查的概念和阳性结果的判定与处理、产前诊断、新生儿疾病筛查的概念。
2. 熟悉出生缺陷的概念、发生的原因、产前筛查的标志物和方法、产前诊断、新生儿疾病筛查的方法。
3. 了解出生缺陷的类型、我国出生缺陷的发生现状及出生缺陷干预的重要性与紧迫性。
4. 学会与患者交流，具有优生咨询和婚育指导的基本能力。

随着卫生事业发展和医疗服务水平的提高，我国婴儿死亡率持续下降，而出生缺陷造成的胎儿和婴儿死亡比重也在逐渐增加。出生缺陷不仅引起新生儿死亡，而且即使能够存活，大部分新生儿都会留有残疾，严重影响将来的生活质量。据有关资料报告，我国每年出生的缺陷除 20%～30% 的患儿经早期诊断治疗可以获得较好的生活质量外，30%～40% 的患儿在出生后死亡，约 40% 将成为终生残疾。每一例出生缺陷都给家庭带来巨大的精神痛苦和经济负担，影响患儿终生的生活质量和身心健康，也影响家庭和谐幸福。采取行之有效的出生缺陷干预措施，努力减少出生缺陷的发生，关系到许许多多家庭的幸福。

第一节　出生缺陷

 工作情景与任务

导入情景：

2014 年 2 月，有记者蹲守在某婴儿安全岛，目睹了 8 个孩子被遗弃。每个家长抱着孩子进去，都是掩面哭泣着走了出来，有的母亲放下孩子后已泣不成声，但依然咬咬牙走开了，这是令人多么揪心的情景啊。记者追问，得知有的孩子是脑瘫、有的是唐氏综合征、有的是严重的唇腭裂，有的是肢体残缺。家长无法承受孩子严重缺陷所带来的经济和精神负担，就把孩子送到婴儿岛，希望孩子得到更好的生活。

工作任务：

1. 分析出生缺陷发生的原因。
2. 说出出生缺陷干预的主要措施。

一、出生缺陷的概念

出生缺陷（birth defect）是指婴儿出生前发生的身体形态结构、功能、代谢、精神、行为等方面的异常。形态结构异常表现为先天畸形，如唇腭裂、多指、无脑儿、脊柱裂等；生理功能异常，如智力低下、先天性失明、先天性耳聋等；代谢缺陷异常，如白化病、苯丙酮尿症、呆小症等。广义的出生缺陷还包括低出生体重、死胎和流产等。出生缺陷实质上是一大类疾病的总称，涉及的医学学科范围非常广泛。部分体表或体内严重的结构异常在出生时就可发现，仅凭临床观察即可识别，如唇腭裂、并指／趾、开放性神经管畸形；但多数出生缺陷特别要到出生后几个月甚至几年后，随着儿童的生长发育才逐渐显露出来，如智力低下、内脏异常等；有些出生缺陷还需要通过遗传学检查、病理解剖或其他技术手段才能作出诊断，如消化道狭窄、先天性心脏病。出生缺陷是由于胚胎发育过程紊乱而引起，分娩损伤所致的个体形态、结构等方面的异常不属于出生缺陷范畴。

二、出生缺陷的类型

出生缺陷的分类方法有很多种，根据出生缺陷的严重程度可将其分为重大缺陷和轻微缺陷两类，重大缺陷是指需要进行较复杂的内科、外科及矫形处理的出生缺陷，轻微缺陷则不需进行复杂处理。

根据出生缺陷的临床特点可分为4类。①畸形缺陷：指胚胎早期由于某种原因造成的身体结构发育异常，是最常见且最严重的出生缺陷，如无脑儿。②变形缺陷：指异常压力作用到胎儿身体的某种部分产生的形态改变，如由于羊水过少、宫内压迫而引起的马蹄足。③裂解缺陷：指胎儿身体某些部位在发育过程中由于某种原因引起的正常组织的损害，如唇裂、腭裂等。④发育不良：指胎儿身体某部位的某一种组织发育不良，如成骨不全等。

根据出生缺陷所属系统分类，常见的各系统出生缺陷见表7-1。

表7-1 按系统分类的较常见的出生缺陷病例

出生缺陷类型	病例
心血管系统缺陷	先天性心脏病（房间隔缺损、室间隔缺损、动脉导管未闭、法洛四联症）、完全性大血管转位和肺动脉狭窄
呼吸系统缺陷	先天性鼻、喉、肺的异常，如肺未发育和肺发育不全
消化系统缺陷	唇裂、腭裂、唇裂合并腭裂、食管狭窄及闭锁、气管、食管瘘，幽门狭窄、小肠闭锁及狭窄、直肠或肛门闭锁及狭窄、胆囊、胆道及肝畸形
泌尿生殖系统缺陷	尿道上裂或下裂、先天性肾囊肿、肾阙如、隐睾、先天性阴囊鞘膜积液、外生殖器两性畸形
神经系统缺陷	无脑儿、脑膨出、脊柱裂（又分为开放性、囊性和隐性3种）、小头畸形和脑性瘫痪
头部器官缺陷	先天性白内障、小眼、小耳畸形、副耳和耳凹、小下颌等
四肢缺陷	马蹄足、多指／趾、并指／趾、肢体短缺、先天性髋关节脱位
皮肤缺陷	血管瘤和色素痣
腹腔的出生缺陷	各种疝（腹股沟疝、股疝、脐疝、脐突出、腹裂、膈疝等）
多系统缺陷	内脏逆位、联体双胎、唐氏综合征、18三体综合征、5p综合征
先天代谢缺陷	苯丙酮尿症、糖原累积症、软骨营养障碍

三、出生缺陷发生的原因

出生缺陷发生的原因很复杂，目前认为出生缺陷的发生是由于遗传因素或环境因素干扰了胚胎的正常发育引起的。美国学者 Wilson 提出的出生缺陷综合病因分析认为遗传因素引起的出生缺陷占 25%，环境因素引起的出生缺陷占 10%，原因不明或由各种因素共同作用造成的出生缺陷占 65%。

（一）遗传因素

遗传因素主要指遗传物质的异常，即染色体和基因。由于人的遗传物质发生了对人有害的改变而引起的疾病，包括基因突变、染色体数目和结构异常而造成的疾病。一些遗传因素可直接导致出生缺陷，如单基因病和染色体病；但多数情况下，基因型决定和影响胚胎对致畸因子的易感程度，即遗传因素通过改变个体对环境因素的易感性而增加或降低个体出生缺陷发生的危险性，如在多基因病中，遗传因素增加了个体出生缺陷的危险性。

（二）环境因素

环境因素包括生物因素、化学因素、物理因素、药物因素、营养因素和母体疾病等。能引起出生缺陷的环境因素称为致畸因子。致畸因子在胚胎发育的不同时期可选择性直接作用于发育过程的胚胎和胎儿，即作用于正处于发育分化活跃的组织、器官，致使其形态或功能出现异常而导致出生缺陷，也可作用于亲代的生殖细胞，影响其发育，导致畸形发生。如育龄妇女、孕前或妊娠期接受小剂量、多次累积放射线，可诱导卵细胞染色体畸变或基因突变，畸变或突变的卵子受精后，可致胚胎死亡或出现各种类型的发育缺陷。

（三）环境因素与遗传因素相互作用

环境因素与遗传因素相互作用可表现为环境致畸因子引起基因突变或染色体畸变导致出生缺陷；也可通过胚胎的遗传特性表现，即基因型决定和影响胚胎对致畸因子的易感性。如一个基因或多个基因与出生前或怀孕前的环境因素之间发生交互作用，如母亲吸烟会使控制生长因子的基因变异，明显增加出生唇腭裂婴儿的危险。

四、我国出生缺陷的发生现状

出生缺陷病种繁多，目前已知的至少有 8000～10 000 种。卫生部在 2012 年发布的《中国出生缺陷防治报告》中公布我国出生缺陷总发生率约为 5.6%，以全国年出生数 1600 万计算，每年新增出生缺陷约 90 万例，其中出生时临床明显可见的出生缺陷约 25 万例。根据世界卫生组织估计，全球低收入国家的出生缺陷发生率为 6.42%，中等收入国家为 5.57%，高收入国家为 4.72%。我国出生缺陷发生率与世界中等收入国家的平均水平接近，但由于人口基数大，每年新增出生缺陷病例总数庞大。据全国出生缺陷监测数据表明，我国围生期出生缺陷总发生率呈上升趋势，由 2000 年的 109.79/ 万上升到 2011 年的 153.23/ 万。据测算，我国每年将新增先天性心脏病超过 13 万例，神经管缺陷约 1.8 万例，唇裂和腭裂约 2.3 万例，先天性听力障碍约 3.5 万例，唐氏综合征 2.3 万～2.5 万例，先天性甲状腺功能低下症 7600 多例，苯丙酮尿症 1200 多例。

第二节　出生缺陷干预

随着我国计划生育工作的实施,我国人口数量得到基本控制,政府把人口和计划生育工作的重点放在了稳定低生育率和提高出生人口素质,因此,2000 年国家人口和计划生育委员会决定实施出生缺陷干预工程。

一、出生缺陷干预的重要性与紧迫性

出生缺陷逐渐成为婴儿死亡的主要原因。出生缺陷在发达国家已成为婴儿死亡的第 1 位原因。这一趋势在我国也逐渐显现,出生缺陷在全国婴儿死因中的构成比顺位由 2000 年的第 4 位上升至 2011 年的第 2 位。

出生缺陷是儿童残疾的重要原因。随着医疗技术的发展和卫生保健水平的提高,出生缺陷患儿的生存率不断提高。国际研究显示,出生缺陷儿中约 30% 在 5 岁前死亡,40% 为终生残疾。据调查,我国残疾人口中,先天性致残者约 814 万,约占残疾人总数的 9.6%。

出生缺陷的疾病负担巨大。出生缺陷降低了人群健康水平和人口素质,因治疗、残疾或死亡导致的疾病负担巨大。根据 2003 年的资料测算,我国每年新出生的唐氏综合征生命周期的总经济负担超过 100 亿元,新发先天性心脏病生命周期的总经济负担超过 126 亿元。在社会保障水平总体偏低的情况下,出生缺陷导致的因病返贫、因病致贫现象在中西部贫困地区尤为突出。出生缺陷不但严重影响儿童的生命和生活质量,给家庭带来沉重的精神和经济负担,而且也是导致我国人口潜在寿命损失的重要原因。

出生缺陷干预工程是计划生育的重要组成部分。高素质的人才是推动社会经济发展的主力军,生育健康优秀的孩子,不仅仅是家庭的需要,也是国家和民族发展的需要,出生缺陷干预工程可以通过提高人口素质,减轻出生人口质量低下对家庭和社会造成的精神及经济的压力,减轻社会医疗保障和健康的负担。开展出生缺陷干预的工作,事关千家万户的幸福,事关国家和民族的未来,意义重大。

二、出生缺陷干预的三级预防措施

出生缺陷干预工程,是提高出生人口素质的一个重要举措,它针对出生缺陷的发生机制,为预防出生缺陷提供一种积极、有效的预防体系和防治手段,对妇女在孕前、孕中、产后采取各种有效措施,尽最大可能地去除各个环节中出现的不良因素,降低出生缺陷的发生。世界卫生组织针对预防出生缺陷的各个环节提出了三级预防概念,防止出生缺陷的发生和严重出生缺陷的出生,对出生后的缺陷及时治疗和康复,提高患儿生存质量。

(一) 一级预防

一级预防又称病因预防,是指防止出生缺陷儿的发生,主要是针对可能导致出生缺陷的病因在孕前、孕早期采取措施。由于出生缺陷的发生原因十分复杂,多数病因不明,只能围绕出生缺陷发生的各个环节进行防范。具体措施包括健康教育与健康促进、婚前医学检查、计划生育、遗传咨询、增补叶酸、孕前保健、孕早期保健(包括合理营养、预防感染、谨慎用药、戒烟戒酒、避免接触放射线和有毒有害物质、避免接触高温环境)等。

(二) 二级预防

二级预防是指减少出生缺陷儿的出生,主要是在孕期进行产前干预,早发现、早诊断,早治疗。二级预防是对一级预防的补充，一般对已怀孕的孕妇进行干预，通过孕期检查、产前筛查和产前诊断，如果发现异常情况，提出一个合理的医学建议，让孕妇的家庭作出比较合理的抉择，通过选择性人工流产阻止有严重缺陷胎儿的出生。

（三）三级预防

三级预防是指对出生缺陷患儿的治疗。通过新生儿疾病筛查，对出生缺陷患儿及早诊断，采取及时有效的治疗措施，以减轻或避免健康状况进一步的恶化，降低患儿的痛苦和提高患儿的生活质量，减轻家庭和社会的负担。

出生缺陷预防工作要实施三级预防综合干预，但重点是一级和二级预防，即孕前和孕期干预。在干预出生缺陷的种类上，要以高危（致残、致畸、致愚）、高发并且能够经济有效地干预的出生缺陷为重点。

 知识链接

几种出生缺陷的具体干预策略

神经管缺陷：怀孕后增补叶酸或含有叶酸的复合维生素；AFP 母血筛查阳性，B 超检查，遗传咨询，自愿生育选择。

先天性风疹综合征：孕前风疹免疫力检测；缺乏免疫力的妇女接种风疹疫苗。

唐氏综合征：选择最佳生育年龄（35 岁前）；高龄孕妇遗传咨询和产前诊断；产前筛查（AFP/hCG 母血筛查阳性），羊水染色体分析，遗传咨询，自愿生育选择。

地中海贫血症：血红蛋白检测携带者，胎儿细胞基因诊断，遗传咨询，自愿生育选择。

葡萄糖-6-磷酸脱氢酶缺乏症：给予患者社会心理支持；葡萄糖-6-磷酸脱氢酶检测；饮食和药物指导。

第三节 优 生 咨 询

优生咨询（birth health counseling）是指为准备结婚、准备生育及已经怀孕的夫妇提供优生技术指导服务。咨询者向专门从事优生咨询或遗传咨询的医生提出有关婚育的问题，并征求其对婚育的意见。咨询医生根据咨询者提出的问题，应用医学知识进行科学分析，提出婚育指导意见。

通过优生咨询及早地发现、解决和避免对婚育具有高度危险的一些因素。同时对咨询者进行婚育指导，使他们了解和掌握有关优生的知识，帮助其创造良好的优生环境条件，解决不必要的心理负担和纠正某些错误认识，促进和保护胎儿的正常发育，尽可能达到生育健康、聪明孩子的优生目的。

凡有下列情况之一者，应进行优生咨询：①夫妻双方或之一为染色体异常携带者。②双方或家系成员患有某些遗传病或先天畸形者。③近亲结婚的夫妇。④婚后多年不育的夫妇。⑤孕前长期接触不良环境因素的夫妇及孕期接触不良环境因素的孕妇。⑥曾生育过遗传病患儿或出生缺陷患儿的夫妇。⑦曾有不明原因的反复流产或有死胎死产等情况的夫妇。⑧高龄男女的生育及 35 岁以上的孕妇。⑨常规检查或常见遗传病筛查发现异常者。⑩其他需要进行优生咨询的情况。

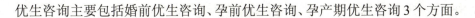

优生咨询主要包括婚前优生咨询、孕前优生咨询、孕产期优生咨询3个方面。

一、婚前优生咨询

婚前优生咨询是优生的基础，是婚后家庭生活幸福和谐的前提。开展婚前优生咨询的一项重要工作是婚前医学检查。通过婚前医学检查了解双方情况是否适合结婚、生育，进而进行婚育指导，其目的是避免在医学上认为不适当的结婚和生育，尽可能减少遗传病的延续，防止传染病的传播。

（一）婚前医学检查

婚前医学检查是指对准备结婚的男女双方可能患有影响结婚和生育的疾病进行的医学检查。检查手段包括询问病史、体格检查、常规实验室检查和其他特殊检查（如染色体检查、基因检测等），以确定有无影响结婚和生育的疾病。婚前医学检查的主要疾病包括：

1. 严重遗传性疾病 由于遗传因素先天形成，患者全部或部分丧失自主生活能力，子代再发风险高，医学上认为不宜生育的疾病。

2. 指定传染病 《中华人民共和国传染病防治法》中规定的艾滋病、淋病、梅毒、麻风病以及医学上认为影响结婚和生育的其他传染病。

3. 有关精神病 精神分裂症、躁狂抑郁型精神病以及其他重型精神病。

4. 其他影响结婚和生育的重要器官疾病 如心、肝、肺、肾等疾病、糖尿病、甲状腺功能亢进及生殖器官疾病。

（二）婚前卫生指导

婚前卫生指导是对准备结婚的男女双方进行以生殖健康为核心的与结婚和生育有关的保健知识的宣传教育。婚前卫生指导的内容主要包括：有关性保健和性教育；新婚避孕知识及计划生育指导；受孕前的准备、环境和疾病对后代影响等孕前保健知识；遗传病的基本知识；影响婚育的有关疾病的基本知识；其他生殖健康知识。婚前卫生指导方法：由省级妇幼保健机构根据婚前卫生指导的内容，制订宣传教育材料。婚前保健机构通过讲课、播放录像、录音等多种方法系统地为服务对象进行婚前生殖健康教育，并向婚检对象提供婚前保健宣传资料，宣教时间不少于40分钟，并进行效果评估。

（三）婚前卫生咨询

婚前卫生咨询是指对有关婚配、生育保健等问题提供医学意见。咨询医生针对婚前医学检查结果发现的异常情况以及咨询者提出的具体问题进行解答、交换意见、提供信息，帮助受检者在知情的基础上作出适宜的决定。医师在提出"不宜结婚"、"不宜生育"和"暂缓结婚"等医学意见时，应充分尊重服务对象的意愿，耐心、细致地讲明科学道理，对可能产生的后果给予重点解释，并由受检双方在体检表上签署知情意见。

2002年卫生部根据相关的法律和法规的规定，在《婚前保健工作规范（修订）》中，对婚前优生咨询提出明确的婚育指导意见：

1. 禁止结婚 双方为直系血亲、三代以内的旁系血亲。

2. 不宜结婚 一方或双方患有重度、极重度智力低下，不具备婚姻意识能力；重型精神病，在病情发作期有攻击危害行为的。

3. 暂缓结婚 发现指定传染病（如艾滋病、梅毒、淋病、麻风病等）在传染期内、有关精神病（主要指重型精神病）在发病期内或其他医学上认为应暂缓结婚的疾病。

4. 不宜生育 发现医学上认为不宜生育的严重遗传性疾病或其他重要脏器疾病，以及医学上认为不宜生育的疾病。

5. 其他情形 对于婚检中发现的可能会终生传染的不在发病期的传染病患者或病原体携带者，在出具婚前检查医学意见时，应向受检者说明情况，提出预防、治疗及采取其他医学措施的意见。若受检者坚持结婚，应充分尊重受检双方的意愿，注明"建议采取医学措施，尊重受检者意愿"。

二、孕前优生咨询

孕前优生咨询是孕前保健的重要组成部分，是为准备怀孕的夫妇提供健康教育与咨询、健康状况评估、健康指导为主要内容的保健服务。孕前优生咨询是婚前保健的延续，是孕期保健的前移。孕前优生咨询的目的是指导咨询对象在孕前创造一个良好的生育环境和身心状态，为出生一个健康聪明的孩子奠定基础。

孕前优生咨询的内容包括：了解和分析遗传因素对生育的风险并指导生育；指导夫妻双方为胚胎发育创造良好的条件；避免不利环境因素对生殖细胞和胚胎发育的影响。

（一）孕前优生健康教育

通过多种方式，向计划怀孕夫妇宣传优生科学知识，积极引导受教育夫妇获得必要的正确的优生知识，主动接受孕前优生健康检查，增强预防出生缺陷的意识，做好孕前准备。

优生健康教育的主要内容包括：孕前优生健康检查的主要目的及内容；与怀孕生育有关的心理、生理基本知识；实行计划妊娠的重要性和基本方法，以及孕前准备的主要内容；慢性疾病、感染性疾病、先天性疾病、遗传性疾病对孕育的影响；不良生活习惯、营养不均衡、肥胖、药物及环境有害因素等对孕育的影响；预防出生缺陷等不良妊娠结局的主要措施等。

（二）孕前优生健康检查

1. 基础信息采集 包括夫妇双方姓名、性别、出生日期、民族、文化程度、职业、居住地等。

2. 一般情况采集 重点采集与优生有关的孕育史、疾病史、家族史、用药情况、生活习惯、饮食营养、职业状况及工作环境、社会心理和人际关系等，了解计划怀孕夫妇和双方家庭成员的健康状况，识别影响生育的风险因素。

3. 孕前医学检查 通过对准备怀孕的夫妇进行病史询问、体格检查、临床实验室检查、影像学检查等医学检查手段，对其健康状况作出初步评估，针对可能影响生育的健康问题提出干预措施。2010 年开始，我国正式启动免费孕前优生健康检查项目试点工作，共有 19 项孕前优生健康检查服务内容（表 7-2）。

表 7-2 国家免费孕前优生健康检查 19 项基本服务内容

序号	项目	女性	男性	目的	意义
1	优生健康教育	√	√	建立健康生活方式，提高风险防范意识和参与自觉性	规避风险因素
2	病史询问（了解孕育史、疾病史、家族史、用药情况、生活习惯、饮食营养、环境危险因素等）	√	√	评估是否存在相关风险	降低不良生育结局风险

续表

序号	项目			女性	男性	目的	意义
3	体格检查	常规检查（包括身高、体重、血压、心率、甲状腺触诊、心肺听诊、肝脏脾脏触诊、四肢脊柱检查等）		√	√	评估健康状况，发现影响优生的相关因素	减少影响受孕及导致不良妊娠结局的发生风险
		女性生殖系统检查		√		检查双方有无生殖系统疾病	
		男性生殖系统检查			√		
4	实验室检查九项	阴道分泌物	白带常规检查	√		筛查有无阴道炎症	减少宫内感染
			淋球菌检测	√		筛查有无感染	减少流产、早产、死胎、胎儿宫内发育迟缓等
			沙眼衣原体检测	√			
5		血液常规检验（血红蛋白、红细胞、白细胞及分类、血小板）		√		筛查贫血、血小板减少等	减少因重症贫血造成的胎儿宫内发育迟缓；减少因血小板减少造成的新生儿出血性疾病
6		尿液常规检验		√	√	筛查泌尿系统及代谢性疾患	减少生殖道感染、宫内感染、胎儿死亡和胎儿宫内发育迟缓
7		血型（包括ABO血型和Rh阳/阴性）		√		预防血型不合溶血	减少胎儿溶血导致的流产、死胎死产、新生儿黄疸等
8		血清葡萄糖测定		√		糖尿病筛查	减少流产、早产、胎儿畸形等风险
9		肝功能检测（谷丙转氨酶）		√	√	评估是否感染及肝脏损伤情况	指导生育时机选择，减少母婴传播
10		乙型肝炎血清学五项检测		√	√		
11		肾功能检测（肌酐）		√	√	评价肾脏功能	指导生育时机选择，减少胎儿宫内发育迟缓
12		甲状腺功能检测（促甲状腺激素）		√		评价甲状腺功能	指导生育时机选择，减少流产、早产、胎儿宫内发育迟缓、死胎死产、子代内分泌及神经系统发育不全、智力低下等
13	病毒寄生虫筛查四项	梅毒螺旋体筛查		√	√	筛查有无梅毒感染	减少流产、死胎死产、母婴传播
14		风疹病毒IgG抗体测定		√		发现风疹病毒易感个体	减少子代先天性风疹综合征、先天性心脏病、耳聋、白内障、先天性脑积水等
15		巨细胞病毒IgM抗体和IgG抗体测定		√		筛查巨细胞病毒感染状况	减少新生儿耳聋、智力低下、视力损害、小头畸形等
16		弓形虫IgM和IgG抗体测定		√		筛查弓形虫感染状况	减少流产、死胎、胎儿宫内发育迟缓等
17	影像一项	妇科超声常规检查		√		筛查子宫、卵巢异常	减少不孕、流产及早产等不良妊娠结局
18		风险评估和咨询指导		√	√	评估风险因素，指导落实预防措施	减少出生缺陷发生，提高人口出生素质
19		早孕和妊娠结局跟踪随访		√		了解早孕及妊娠结局相关信息，做好相关指导和服务	降低出生缺陷发生风险

（三）孕前风险评估

通过孕前医学检查对所获得的计划怀孕夫妇双方的病史询问、体格检查、临床实验室检查、影像学检查等结果进行综合分析，识别和评估夫妇存在的可能导致出生缺陷等不良妊娠结局的遗传、环境、心理和行为等方面的风险因素，形成评估建议。依据评估结果，将受检夫妇区分为一般人群和高风险人群。一般人群是指经评估未发现可能导致出生缺陷等不良妊娠结局风险因素的计划怀孕夫妇。高风险人群是指经评估发现一个或多个方面有异常的计划怀孕夫妇。对于未发现风险因素的计划怀孕夫妇，建议定期接受健康教育与指导；对于仅一方接受检查评估、未发现风险因素的计划怀孕夫妇，建议另一方尽快前来接受孕前优生健康检查；对于发现风险因素的计划怀孕夫妇，建议接受进一步咨询、查治和转诊，必要时建议暂缓怀孕。

（四）孕前优生咨询指导

1. 普遍性指导　对一般人群，即风险评估未发现异常的计划怀孕夫妇，告知可以准备怀孕，并给予普遍性健康指导。指导内容主要包括：

（1）提倡适龄生育。从医学的角度看，女性最佳生育年龄在25～29岁，男性在26～35岁。生育年龄过早或过晚，生殖细胞的数量和质量都得不到很好的保证，不利于优生。

（2）制订妊娠计划。建议有准备、有计划的妊娠，避免意外妊娠。介绍受孕方法和避孕措施，建议在计划怀孕期间采用避孕套避孕。根据个人的情况，选择最佳的受孕时机。

（3）合理营养，平衡膳食。孕前适当增加肉、蛋、奶、蔬菜、水果摄入，保证营养均衡，根据情况科学地补充营养素、微量元素及叶酸，预防胎儿神经管缺陷等畸形儿的发生。

（4）积极治疗慢性疾病和感染性疾病，同时，谨慎用药，计划受孕期间尽量避免使用药物，如果必须使用，必须在专科医生的指导下使用。

（5）避免接触生活及职业环境中的有毒有害物质（如放射线、高温、铅、汞、苯、甲醛、农药等），避免密切接触家畜，不养宠物。

（6）保持健康的生活方式和行为，不吸烟、不酗酒、更不吸毒。保持健康、积极的心理状态。

（7）告知早孕征象和孕早期保健要点。

（8）接受了孕前优生健康检查6个月或更长时间后仍未怀孕，夫妇双方应共同接受进一步咨询、检查和治疗。

2. 针对性咨询指导　对风险评估为高风险的计划怀孕夫妇，进行面对面咨询，给予针对性指导。在普遍性指导的基础上，告知存在的风险因素及可能给后代带来的危害，提出进一步诊断、治疗或转诊的建议和干预措施，必要时建议暂缓怀孕。指导内容主要包括：

（1）年龄信息咨询指导：35岁或以上高龄孕妇应当进行产前诊断；建议加强围生期保健，预防妊娠并发症的发生。

（2）职业信息咨询指导：凡职业环境可能接触有害物质的计划怀孕夫妇应当脱离有害环境至少3个月以上才能怀孕；必要时根据接触有害物质的具体情况，孕前进行针对性检查，根据检查结果或造成的后果进行判定后再给予指导意见。如果已造成身体损害的情况下，则不宜妊娠；不能完全脱离高危因素的人群，不宜妊娠。

（3）用药史咨询指导：夫妻任何一方患急性疾病，暂缓怀孕，积极治疗，待疾病痊愈并停止使用药物后才能考虑怀孕。夫妻任何一方患有慢性疾病，应在相关专科积极治疗，尽可能在疾病治愈并停药3个月后怀孕。如果不能停药，疾病本身能够承受怀孕，同时疾病对胚胎没有影响，应该在专科医生和优生医生的配合下，选择对胚胎影响最小的药物进行治疗后怀孕。虽然可以妊娠，但必须向当事双方讲清楚可能发生的风险，由夫妻双方自己决定是否妊娠。如果决定妊娠应当建议到有资质进行产前诊断的医疗保健机构进行相关的遗传咨询和产前诊断。如果疾病本身不能承受怀孕或对胚胎有较大影响，同时不能停药或没有安全的药物选择，则不宜怀孕。孕妇为感染传染病的高危人群，建议在怀孕前尽可能的注射相关疫苗，如乙肝疫苗、风疹疫苗、流感疫苗、麻疹疫苗等。

（4）家族史及遗传性疾病咨询指导：夫妻任何一方患有出生缺陷或生育过出生缺陷患儿的夫妻应当在怀孕前进行优生咨询。对生育过出生缺陷患儿，可以再生育的情形，应当建议在孕期进行相关的产前诊断。对生育过严重、再发风险高、又不能进行产前诊断的出生缺陷或遗传性疾病患儿的情形，建议不宜生育或采取辅助生殖技术生育。近亲亲属中有遗传性疾病且可能对计划怀孕夫妻有影响的情形，应当建议在怀孕前进行相关检查确定是否为遗传病的携带者，必要时应当在孕期进行相关产前诊断。

（5）孕育史咨询指导：①月经：所有月经异常的情况均应明确原因，然后根据具体情况进行生育和优生指导；凡是能够在怀孕前进行治疗的月经异常，应当在专科进行治疗，治愈后再怀孕；凡是由于染色体异常所致的月经异常及性发育异常，应当在怀孕期间进行羊水染色体产前诊断；对于能够治疗的性发育异常应当在怀孕前进行治疗。②妊娠结局：所有不良妊娠结局的高危人群都应在孕前进行遗传优生咨询，并针对原因进行治疗，在孕期进行相关的产前诊断。③出生缺陷史及现有子女状况：与家族史及遗传性疾病指导原则相同。

（6）不良环境因素咨询指导：凡是职业环境和生活可能接触有害环境物质的计划怀孕夫妻应当脱离有害环境至少3个月以上才能怀孕。必要时，根据所接触的环境有害物质的具体情况，孕前进行针对性检查。不能完全脱离高风险有害因素环境的人群，不宜妊娠。不能确定是否已经受到不良环境因素的影响的情况，应当建议在孕期进行相关检查。

（7）生活习惯咨询指导：有长期吸烟、喝酒、吸毒等不良生活习惯的夫妻应进行相关医学检查，如果已经证实不良生活习惯已经对身体造成危害，应当在孕前进行治疗，治愈后才能怀孕；如果证实不良生活习惯未对身体造成伤害，则在改变或避免不良生活方式后至少3个月以上再怀孕。

（8）饮食营养咨询指导：改变不良的生活习惯；营养素应均衡、全面、足量，适当补充营养素制剂，如叶酸及复合维生素；如果已经发生营养不良的计划怀孕夫妻应当及时进行纠正和调整。

（9）社会心理因素咨询指导：在计划怀孕期间，安排好生活和工作节奏，调整好心理状况；提前做好生育准备；学习和掌握一些关于妊娠、分娩的孕育知识。同时学习一些出生缺陷预防的知识。如果孕期长期心理压力过大，建议进行相关的产前诊断。

（10）TORCH感染的咨询指导：TORCH检测一般包括风疹病毒、巨细胞病毒、弓形虫病毒及疱疹病毒的检查，针对不同的检测结果，给予不同的咨询指导意见。

（11）常见疾病评估及咨询指导：受检夫妇如果曾经或现在患有某些疾病，可能对生育或优生有影响的，通过孕前优生健康检查对相关结果进行综合判定和评估，建议根据疾病的具体情况对生育的影响，提供咨询指导和相关的医学建议。

三、孕期优生咨询

孕期优生咨询是孕期保健的重要组成部分，其目的是指导咨询对象在孕产期内建立一

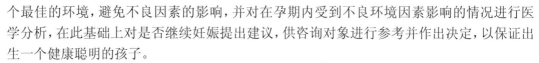

个最佳的环境，避免不良因素的影响，并对在孕期内受到不良环境因素影响的情况进行医学分析，在此基础上对是否继续妊娠提出建议，供咨询对象进行参考并作出决定，以保证出生一个健康聪明的孩子。

（一）建立良好的心理状态和生活习惯

胚胎和胎儿在宫内生长发育，时时刻刻受到母体环境的影响，除了与母体进行养分和废物的交换之外，还有"情感"的交流。因此，母亲的情绪变化可造成胎儿生活环境的变化。当孕妇情绪稳定、心境平和时，则胎动缓和而有规律；当孕妇情绪长期紧张和忧虑时，会导致胎儿发育不良、低体重或导致流产、畸形等。所以，要想生一个健康聪明的孩子，在孕期始终保持良好的心理状态，给胚胎和胎儿创造一个优良的生长发育环境。为此，孕妇应加强自我修养，学会自我心理调节，在孕期始终要保持稳定、乐观、良好的心境，以保证胎儿身心健康发育。如果孕妇在孕期长期有不良心理状况，应当根据具体情况，给予相关产前诊断的医学建议。此外，孕妇要注意养成良好的生活习惯，不抽烟、不喝酒，注意休息，避免重体力劳动，切忌性生活，以免发生流产或病菌感染，衣着宽大舒适，不穿高跟鞋，适当户外活动，在怀孕期间进行适当的胎教。

（二）避免有害环境因素的影响

有害的环境因素包括化学因素、物理因素和生物因素等。常见的化学因素有农药、药物、铅、砷、苯、酒精、尼古丁等；物理因素主要是电离辐射、震动、高温、噪声等；生物因素有单纯疱疹病毒、风疹病毒、巨细胞病毒、弓形虫等。这些有害的环境因素对于胚胎和胎儿的发育，特别是胚胎和胎儿发育的前 3 个月，它可能是致命的，导致自然流产，或造成严重的损害而发生出生缺陷。因此，在整个孕期，特别是在孕早期应尽量避免接触这些有害的因素，这是最好的预防和控制对策。如果孕妇在孕期有不良因素接触史，应当根据具体情况，提出产前诊断的医学建议。

（三）合理和充足的孕期营养

胎儿在子宫内的生长发育，需要有足够的热量和营养素供给。胎儿营养供给的唯一途径来自母体。因此，孕妇平衡膳食、营养素摄取均衡和充足是母亲健康和胎儿正常发育的重要条件。妊娠最初 3 个月，饮食以清淡为宜，多吃新鲜蔬菜、水果，适当吃些豆制品和肉类，由于妊娠反应，最好采用少吃多餐的方式，保证营养的供给。妊娠 4～7 个月，要科学、合理的安排食谱，增加各种营养物质的摄取以满足胎儿迅速生长的需要，尤其要提供足够的蛋白质供给胎儿骨骼、肌肉和大脑的发育，这一时期，每天蛋白质摄入量不应少于 80g。妊娠晚期，胎儿生长更快，孕妇常常并发下肢水肿、便秘等，故饮食宜清淡可口，既要富有营养又要易消化吸收，主食也不宜吃得过多，避免营养过剩导致巨大儿引起难产等。此外，在怀孕前后要合理补充叶酸，预防神经管缺陷，在缺碘地区要食用碘盐，预防智力低下等碘缺乏症。

（四）孕期谨慎用药

孕期用药必须有明确的指征并对治疗孕妇疾病有益，不宜滥用药物，可用可不用的药物宜不用。因为药物的不良影响可导致早期胚胎死亡、流产、死胎、结构畸形或功能异常。一般来说，胎龄越小，所受的危害越大，尤其妊娠前 3 个月对药物更为敏感。因为这一阶段正处于器官形成期，各系统尚未具有解毒功能，所以用药不当易引起药物在胎儿体内蓄积中毒甚至畸形。此外，胚胎各器官分化形成的时间不同，药物引起的畸形也不同，如受孕21～40 天，心脏最易受影响，随后为四肢及眼睛，神经系统的易感期最长，为受精后第 20 天至胎儿娩出。在妊娠中晚期，胎儿各器官均已成形，用药一般不会导致畸形，但药物的毒性仍然可以间接通过母体或直接通过胎盘影响胎儿。在妊娠晚期,胎盘变薄,有利于药物的吸收和运输,可通过胎盘到胎儿体内蓄积,还可以造成出生后的危害。孕期使用药物时,专科医生、优生咨询医生和孕妇及其家属应当进行充分沟通,在知情同意的前提下使用药物。即使是孕期合理用药,这种合理也只是一种相对而言。因此,凡是孕期使用过药物,必须根据具体情况给予产前诊断的建议。

(五)定期产前检查和安全分娩

定期产前检查能连续观察了解各个阶段胎儿发育和孕妇身体变化的情况,如果不定期做检查或检查过晚,即使发现异常,也会因为延误而难于或无法纠正。因此,定期做产前检查是十分必要的。一般在孕早期去医院建立孕妇围产保健卡。第一次产前检查在确诊早孕时开始(一般是在12周末之前),妊娠28周前,每4周检查一次,妊娠28周后每2周检查一次,妊娠36周后,每周检查一次,凡属于高危妊娠,应酌情增加产前检查的次数,必要时住院治疗。检查包括询问病史,测量血压和体重,做骨盆测量,检查胎位,听胎心,量宫高,腹围,测血红蛋白及尿蛋白和尿糖等。还可以通过采血筛查梅毒、常见的宫内感染或某些遗传病。若有异常情况,应做进一步检查,如获取胎儿的绒毛组织、羊水或羊水细胞及B超检查等,必要时要进行治疗。若有既往流产史、胚胎停育史、畸形胎儿史;阴道流血、腹痛;严重的恶心或呕吐;服用了药物;怀疑自己接触过可能伤害胎儿的不良因素;属于高龄怀孕;有家族遗传病史等情况应尽早去医院进行检查,并接受医生的产前保健指导,医生会根据每个人的具体情况,建议做一些必要的产前检查项目,确保孕期和分娩的平安顺利。

分娩是指胎儿生长发育成熟而从母体子宫向外排出的过程。这个过程很重要且复杂,是保证母婴生命安全的关键。为了新生命能顺利地诞生,在分娩前准妈妈要做好充分准备。主要是消除对分娩的恐惧心理,保持轻松平和的心态。因分娩前恐惧的心理会影响孕妇的睡眠和食欲,而分娩时精神极度紧张,心理负担过重,则肌肉也会绷得很紧,产道不容易撑开,不但产程延长,疼痛增加,甚至因难产、滞产或发生产伤,导致产妇大出血或使原本可以顺产下来的正常发育的婴儿骨折、脑损伤导致影响智力等严重后果,甚至生产时突然窒息死亡。为减轻产妇的精神负担,分娩时最好有丈夫或家人陪同。当出现分娩的征兆时,就立即到医院去等待分娩。为了能安全、顺利分娩,一定要选择正规专业的医院,正规医院的设备、技术、经验是保证母子平安的地方,医生根据孕妇的身体情况制订最佳的分娩方式,确保分娩顺利进行。

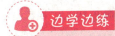 边学边练

实训五 优生咨询——优生咨询门诊实地见习

(奚义宁)

第四节 产前筛查

 工作情景与任务

导入情景:

刘某,女,25岁,怀孕9周。她丈夫听说产前筛查可防止唐氏综合征等患儿的出生。刘某从书上了解到高龄孕妇生出唐氏综合征患儿的风险较高,认为自己年轻,同时又担心产前筛查会对胎儿造成影响,不愿接受产前筛查。二人为此还发生了争执。

工作任务：

1. 你作为医务人员，给刘某夫妻二人正确指导，并解决二人的争执。

2. 若刘某产前筛查结果为唐氏综合征高风险孕妇，给出正确的处理建议。

预防出生缺陷儿的出生，最理想的方法是对每一个胎儿直接做遗传病或先天畸形的产前诊断。但是出生缺陷发病率较低，目前产前诊断的方法往往比较复杂，且费用昂贵。因此，通过化验孕妇血中某些特异性指标，筛查出高风险人群；再用产前诊断的方法对高风险人群进行确诊，这样可达到事半功倍的效果。

一、产前筛查概述

产前筛查（prenatal screening）是指通过经济、简便和无创的检测方法，针对发病率高、病情严重的遗传性疾病或先天畸形，对孕妇进行广泛的检测，检出子代具有出生缺陷高风险的人群。产前筛查并不是确诊，只是胎儿畸形和缺陷的风险评估，经过筛查被归入高风险人群的孕妇，需进行产前诊断，如做 B 超检查或羊水细胞染色体核型分析等，进一步确诊。

产前筛查的优点：一是及早发现缺陷，孕 7 周即可进行筛查；二是经济、简便、安全，只要抽取孕妇 2ml 静脉血即可检查，对孕妇、胎儿无任何影响。

产前筛查的对象：凡 35 岁以下孕妇均为筛查对象；35 岁以上孕妇属高风险人群，一般直接进行羊水穿刺后染色体核型分析。

二、产前筛查的标志物

1. 甲胎蛋白（AFP） 孕中期筛查指标，是开放性神经管畸形及唐氏综合征的标志物。正常人血清 AFP 浓度为 1～10ng/ml，开放性神经管缺陷胎儿的母体血清 AFP 高于 2.5～3.0MOM（中位数的倍数），而唐氏综合征胎儿的母体血清 AFP 低于正常母体血清 20%～50%。

2. 游离 β- 促绒毛膜性腺激素（free β-hCG） 孕早、中期筛查指标，是唐氏综合征的标志物。在妊娠早期升高很快，至第 8 周达到高峰然后又下降，至 18 周维持一定水平。唐氏综合征胎儿母体血清 Free β-hCG 呈强直线升高，大于 2.3～2.4MOM。

3. 妊娠相关血浆蛋白 A（PAPP-A） 孕早期筛查指标，是筛查染色体异常的较好指标，尤其是唐氏综合征胎儿。妊娠第 5 周从血清中可以检出，随妊娠进展逐渐升高。唐氏综合征或 18 三体综合征胎儿母体血清 PAPP-A 呈下降趋势，孕 9～14 周小于 0.42MOM。

4. 非结合雌三醇（uE_3） 孕中期筛查指标。母体血清中 uE_3 水平随着孕周的增长而增加。唐氏综合征胎儿的母体血清 uE_3 偏低，推测可能与胎儿生长迟缓有关。

5. 胎儿颈后透明带（NT） 是目前染色体异常产前超声筛查中唯一得到广泛认可的筛查指标。于孕 11～13^{+6} 周行超声检查。此时正常胎儿颈后透明带厚度为 0～3mm，染色体异常胎儿常常出现 NT 增厚（表 7-3）。

表 7-3 常用筛查指标在异常妊娠中的水平

标志物	筛查孕周	唐氏综合征妊娠	18 三体妊娠	神经管畸形妊娠
甲胎蛋白（AFP）	15～20^{+6}	↓	↓	
血浆蛋白 A（PAPP-A）	15～20^{+6}	↓	↓	

续表

标志物	筛查孕周	唐氏综合征妊娠	18 三体妊娠	神经管畸形妊娠
游离 β- 促绒毛膜性腺激素（free β-hCG）	$10\sim20^{+6}$	↑	↓	
雌三醇（uE$_3$）	$15\sim20^{+6}$	↓	↓	
颈后透明带（NT）	$11\sim13^{+6}$	↑	↑	

三、产前筛查的方法

在孕早、中期抽取孕妇 2~3ml 静脉血（禁高脂饮食，空腹最好），通过酶联免疫法、时间分辨免疫荧光分析等，定期测定孕妇血中相关血清标志物，再结合孕妇年龄、体重、孕周、种族等参数计算出唐氏综合征及神经管缺陷的风险率。将检测数据输入筛查分析软件即可得出筛查的结果。

（一）孕早期筛查

采集 10~13 孕周孕妇血，检测血清中 PAPP-A 和 free β-hCG，并结合 B 超测定颈后透明带（NT）厚度。根据检测结果，评价胎儿患唐氏综合征和 18 三体综合征的风险率。如果 PAPP-A 和 β-HCG 指标都较正常值偏低，且超声检查颈后透明层增厚，胎儿鼻骨阙如，则唐氏综合征筛查结果为阳性，即孕妇的胎儿患病的风险较高。

（二）孕中期筛查

采集 $15\sim21^{+6}$ 孕周孕妇血，检测血清 AFP、free β-hCG 和 uE$_3$。如果母体血清中 AFP 降低、游离 β-hCG 升高、uE$_3$ 降低，再结合孕妇年龄、孕周等情况，可得出唐氏综合征和 18 三体综合征的风险率。在神经管缺损的情况下，AFP 从胎儿体内大量漏出，羊水中增高，孕妇血清中的 AFP 也显著升高，检测孕妇血清 AFP 作为开放性神经管缺陷的筛查依据。

四、产前筛查的结果判定和处理

（一）阳性结果的判定

唐氏综合征、18 三体综合征、神经管缺陷的风险率以 1/n 方式表示。筛查结果分为高风险和低风险，唐氏综合征用 1/270 为阳性切割值，即筛查结果风险率≥1/270 为高风险妊娠；18 三体综合征筛查结果采用 1/350 为切割值，即筛查结果风险率≥1/350 为高风险妊娠；开放性神经管缺陷宜以孕母血清 AFP≥2.0~2.5MOM 为阳性切割值，筛查结果 AFP≥2.0~2.5MOM 者为高风险。

（二）高风险孕妇的处理

对于产前筛查检测出的高风险孕妇，应由产前咨询医师解释筛查结果，并向其介绍检查或诊断的方法，由孕妇知情选择。对于唐氏综合征或 18 三体综合征高风险者，建议进行介入性产前诊断，做胎儿染色体核型分析。对开放性神经管缺陷高风险者，应进行针对性超声检查，判断胎儿是否患病。在未进行产前诊断之前，不应对孕妇做终止妊娠的处理。应对所有筛查对象进行妊娠结局的随访。

第五节　产前诊断

 工作情景与任务

导入情景：

　　张某，女，31 岁，超市收银员，怀孕 15 周，担心所孕胎儿不正常，前来进行遗传咨询。经询问得知，张某的一表姐曾生育一智力低下儿子，经某医院诊断为唐氏综合征，但具体核型不详。张某的丈夫，32 岁，司机，有烟酒嗜好，在妻子怀孕前半年已戒酒，减少吸烟量。两人核型检查均正常，家族中无其他特殊疾病患者。根据张某的情况，作中孕期唐氏综合征筛查，张某血清的 AFP、hCG 和 uE_3 筛查结果呈阳性，风险率为 1/80，再进行 B 超检查胎儿情况，证实胎儿胎龄正确，发育正常。

工作任务：

1. 正确分析张某所孕胎儿唐氏综合征风险的高低。
2. 给张某提出正确的产前诊断方法，给予正确的处理意见。

一、产前诊断概念

　　产前诊断（prenatal diagnostic）又称宫内诊断，是对胚胎或胎儿出生前是否患有某种遗传病或先天畸形作出准确的诊断。它是在胎儿出生之前应用各种先进的检测手段，如影像学、生物化学、细胞遗传学及分子生物学等技术，了解胎儿在宫内的发育状况，如观察胎儿体表有无畸形，分析胎儿染色体有无异常，检测胎儿的生化指标和基因等，对胎儿是否患有先天性和遗传性疾病作出诊断，以便进行选择性流产或宫内治疗，防止缺陷儿出生。

二、产前诊断的适应证

　　适用于产前诊断的对象包括：① 35 岁以上的高龄孕妇。②有不良孕产史，包括流产、早产、死胎、死产等。③生过染色体异常儿、先天性代谢病儿等。④夫妇一方或双方有染色体平衡易位者。⑤有遗传病家族史者。⑥夫妇一方或双方为可疑或已知的致病基因携带者或患者。⑦羊水过多或过少者。⑧夫妇之一有致畸因素接触史的孕妇。⑨有遗传病家族史，又是近亲婚配的孕妇。

三、产前诊断方法

　　目前，产前诊断的方法大致可分为 3 类。①物理学方法，如超声扫描、胎儿镜、X 线等，此方法用于检查胎儿的外部形态和内部结构，诊断先天畸形。②细胞遗传学方法，如细胞培养、染色体分析、DNA 分析等。③生物化学方法，如特殊蛋白质、代谢产物、酶活性的检查等。后两类方法是通过绒毛活检术、羊膜穿刺术、脐血管穿刺术等技术，获取绒毛、羊水、脐带血等检测标本，对这些标本进行细胞遗传学检查、生化分析，判断胎儿是否遗传缺陷或先天畸形。

（一）超声检查

　　超声检查是在产前诊断中应用最广泛，对母子安全无创的检测技术，可以评估胎儿发育情况,引导对高危胎儿的标本采集,对某些先天畸形作出诊断。超声检查可应用于以下检查。

1. 确定妊娠 孕 5 周内即可确定妊娠。

2. 胎盘定位 超声波检查能显示胎盘位置宽度和厚度,以便选择羊膜穿刺进针部位,也可在早期妊娠时,显示着床部位以指导绒毛吸取术。

3. 先天畸形的诊断 如无脑儿和脊柱裂,均可用超声波扫描头部形状、大小,有可疑时,再做羊水穿刺检查甲胎蛋白,两者结合,诊断的准确率可达 100%;超声心动图可检查先天性心脏病,扫描图形可诊断胎儿腹水、多囊肾、畸胎瘤等。

4. 胎儿发育异常 通过观察胎囊数目、大小、形状、位置和胎体活动来判断胚胎发育情况。

5. 宫内发育迟缓及其他 通过胎儿双顶径、头围、胸腔前后径判断有无生长迟缓、脑积水等;还可以动态观察其生长发育情况以及性别和股骨长度判断是否存在侏儒症等。

（二）羊膜腔穿刺术

羊膜腔穿刺术是指在超声引导下用细针从子宫腔内抽取羊水的一种操作技术(图 7-1)。

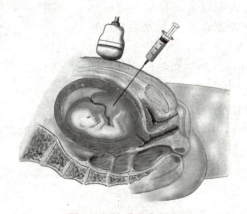

图 7-1 羊膜腔穿刺术

抽取羊水的最佳时间是妊娠 15～22 周,此时羊水量多、胎儿浮动,不易伤及胎儿,且此期羊水胎儿脱落细胞较多,有活力细胞也较多,易于培养,成功率高。羊膜腔穿刺应在 B 超的监视下进行,避开胎儿并选择穿刺位置,抽取 15～20ml 羊水,对抽取的羊水进行各种检查测定,预测胎儿的健康状况。羊膜腔穿刺术是目前最常用的产前诊断方法,可用于以下几种遗传病。

1. 染色体病 通过羊水细胞的培养可作染色体核型分析,也可在细胞有丝分裂间期进行荧光原位杂交,以诊断胎儿各种染色体病。

2. 遗传性代谢缺陷和分子病 利用羊水或羊水细胞进行各种生化检查、酶活性测定,可诊断遗传性代谢缺陷。利用羊水细胞 DNA 分析可诊断基因病。

3. 性连锁遗传病 将羊水细胞直接涂片、染色,做性染色质检查,或培养羊水细胞进行染色体核型分析,可鉴定胎儿性别,便于对性连锁遗传病的胎儿进行取舍。

4. 神经管缺陷 测定羊水中甲胎蛋白含量可诊断胎儿是否患有开放性神经管缺陷及其他先天畸形等。

（三）绒毛活检术

绒毛活检术是指在妊娠早期为了对遗传性疾病进行产前诊断而取少量绒毛组织进行染

色体或 DNA 分析的操作。绒毛和胎儿来源于同一个受精卵，具有相同的遗传信息。绒毛活检术取材时间早，在妊娠早期即能获得诊断，一旦确诊，需要做选择性流产时，给孕妇带来的损伤和痛苦较少。

采取绒毛组织，一般以妊娠 $11\sim13^{+6}$ 周为宜，此时绒毛细胞比较容易培养。绒毛采取方法不一，可经宫颈或经腹壁穿刺，用宫腔镜或吸管在超声波引导下取材（图 7-2）。抽取绒毛以后可直接或经培养后进行染色体核型分析、遗传性疾病的 DNA 分析以及代谢性疾病的产前诊断，主要适应证如下。

1. 染色体病　高龄孕妇、早孕期产前筛查胎儿染色体异常及其他高风险孕妇，可直接或经培养后制备染色体，做染色体核型分析，确诊染色体病。

2. 单基因病　从早孕绒毛中提取 DNA，作 DNA 分析，可诊断那些再发风险高、治疗效果差的单基因病，如血友病、囊性纤维化、肌营养不良症和血红蛋白病等。通过产前基因诊断确诊并对受累胎儿进行选择性流产，对高危孕妇而言是重要的选择。

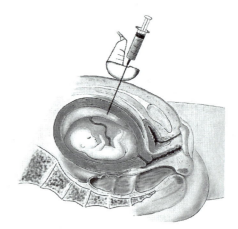

图 7-2　经腹壁穿刺绒毛取材

3. 超声异常　早孕期超声筛查唐氏综合征偶尔能发现许多胎儿异常，则应进行绒毛活检检测胎儿染色体核型或进行分子学研究。

4. 遗传性代谢缺陷　对于有明显遗传性代谢缺陷家族史的孕妇，做早孕绒毛酶活性检测，可诊断遗传性代谢缺陷。

5. 先天性感染　一些先天性感染，如风疹、弓形虫、巨细胞病毒等，可通过绒毛活检检测到。

通过早期诊断也可进行适宜的早期治疗，如 21- 羟化酶缺乏症孕母早期注射地塞米松可防止受累女性胎儿男性化，降低性分化异常的风险。

（四）经皮脐血管穿刺术

经皮脐血管穿刺术也称脐静脉穿刺取样，是指在超声引导下进行脐静脉穿刺以获得胎儿血标本的技术（图 7-3）。由于该技术直接获取胎儿血，诊断的准确性和敏感性较高，因此是妊娠中晚期采用的产前诊断技术，同时也为宫内治疗开辟了途径。

妊娠 18～20 周至足月的任何孕周均可穿刺，22～25 周脐带血管较粗，羊水较多，容易成功。抽取的血量通常不超过 5ml，如用于染色体核型分析 2ml 即可。该技术主要用于以下情况。

1. 某些胎儿血液病的诊断、评估和治疗　如溶血性疾病、血红蛋白病、凝血因子异常等。

2. 胎儿核型分析　尤其是孕周大于 22～24 周者，并用于明确羊水或绒毛培养发现的染色体嵌合体。

3. 某些遗传病和代谢缺陷的宫内诊断　此类疾病多用绒毛活检或羊膜腔穿刺诊断，但对孕周较大

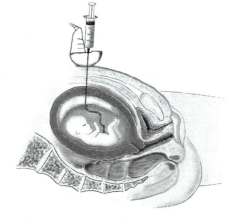

图 7-3　经皮脐血管穿刺取材

者可选择胎儿血取样。

4．胎儿宫内感染的评估 测定抗体滴度，对胎儿血进行培养或特异性 DNA 序列分子扩增诊断宫内感染，也可直接检测病原体。

5．宫内治疗 对胎儿溶血性贫血进行宫内治疗；对需要药物治疗的胎儿，可经脐血管穿刺给药。

（五）胎儿组织取样技术

遗传性疾病的诊断主要通过羊膜腔穿刺、绒毛活检或脐血管穿刺获得标本后行 DNA 分析。但在无法通过 DNA 技术诊断的情况下，可对胎儿组织取样活检，进行相应的组织学检查。

胎儿组织取样主要包括皮肤、肝脏和肌肉。胎儿皮肤取样和肝脏活检的最佳孕周为 17～20 周，肌肉取样通常在 18 周后进行。取样途径以往是通过胎儿镜直视下进行，现在可通过超声引导下采用活检钳或活检枪进行组织取样。胎儿组织取样用于只能通过组织学诊断，而无法通过 DNA 技术诊断（如缺乏基因突变信息的家族）的胎儿疾病。

1．胎儿皮肤活检 对有严重遗传性皮肤病的产前诊断有时需要获取胎儿皮肤标本，以前这是唯一能用于检测无汗性外胚层发育不良、致死性大疱表皮松解症、板层状鱼鳞病、非大疱性鱼鳞样红皮病等皮肤病的方法。但目前这些疾病也可以通过 DNA 分析检测。

2．胎儿肝脏活检 胎儿肝脏活检可用于诊断氨甲酰基转移酶缺陷、葡萄糖 -6- 磷酸酶缺乏、非酮症型高血糖症等遗传病。目前也可通过羊水细胞或绒毛的 DNA 分析进行这些疾病的产前诊断。但在罕见的情况下，目前无法通过 DNA 分析进行诊断的，限于肝实质病变所致的先天性代谢异常以及缺乏基因突变信息的家族仍然是必需的。

3．胎儿肌肉活检 对假肥大型进行性肌营养不良症的产前诊断可通过 DNA 分析来获得诊断，但在一些家族中，无法通过 DNA 分析来诊断的肌病，必须做胎儿肌肉活检。

（六）胎儿镜检查

胎儿镜又称羊膜腔镜，是一种通过包有光导纤维的自动调焦镜传送影像的内窥镜。胎儿镜检查是用胎儿镜经母体腹壁穿刺，经子宫壁进入羊膜腔内，直接观察胎儿的形态和活动，还可以发现羊水检查不能发现的遗传病。胎儿镜还可以用于采集能显示遗传特征的胎儿组织标本进行检查，或进行宫内治疗。

胎儿镜检查最适在妊娠 18～22 周进行，过早不易成功，且某些先天畸形还没表现，但妊娠 26 周后也不易操作和诊断。由于胎儿镜的操作有一定的危险性，由操作引起的胎儿流产率可达 4%，在其他诊断方法不能解决问题时才用胎儿镜检查。胎儿镜应用的范围如下。

1．直接观察胎儿有无体表畸形 如唇裂、腭裂、神经管畸形、软骨发育不全、白化病等。另外，还可做胎儿性别鉴定。

2．直接取胎儿组织活检 可诊断出某些酶缺陷引起的疾病、先天性皮肤病等。

3．直接采取胎儿脐带血 主要用于诊断血液病、血型测定和胎儿宫内感染。

4．宫内治疗 用激光切除寄生胎以及宫内治疗腹裂。某些多胎妊娠中，只有一个胎儿具有先天异常可采用胎儿镜作选择性堕胎。

胎儿镜因操作难度大，容易引起并发症，目前尚未广泛推广应用。经皮脐静脉穿刺取胎血成功后，超声引导脐血管穿刺术已经取代了胎儿镜取血。超声引导胎儿组织取样也取代了胎儿镜直视下取样。因此，胎儿镜的适应证范围已经缩小。

（七）孕妇外周血产前诊断

采用羊膜腔穿刺术、绒毛活检术、脐血管穿刺术等方法获取检测标本，虽然诊断精确度高，但易造成流产等并发症，只能在高危孕妇中实施。利用孕妇外周血进行产前诊断，是易被孕妇接受的无创性产前诊断新方法，还适用于低风险的孕妇大群体筛查。

孕妇外周血中含有少量胎儿细胞，采用流式细胞术、磁激活细胞分选法等技术可将胎儿细胞从母血中分离、纯化出来，利用 PCR 技术使要检测的 DNA 扩增，进行基因诊断。但由于胎儿有核细胞数量少，富集分离技术操作复杂，价格昂贵，限制了其临床应用。目前，还可从母血中获取胎儿游离 DNA，现已应用于唐氏综合征、地中海贫血等疾病的产前基因诊断。

胎儿某些病变可引起孕妇血液中一些生物化学的改变，如检测孕妇血清中甲胎蛋白浓度，可以筛查无脑儿和脊柱裂胎儿；检测孕妇血清的甲胎蛋白和绒毛促性腺激素水平可对唐氏综合征进行产前筛查。

第六节　新生儿疾病筛查

新生儿疾病筛查（neonatal screening）是指在新生儿期对严重危害新生儿健康的先天性、遗传性疾病施行专项检查，提供早期诊断和治疗的母婴保健技术。《新生儿疾病筛查管理办法》中规定新生儿疾病筛查病种包括甲状腺功能低下症、苯丙酮尿症等新生儿代谢病和听力障碍。

新生儿疾病筛查是出生后预防和治疗某些遗传病的有效方法。某些先天性、遗传性疾病治疗成功的关键在于临床症状出现之前或表现轻微时通过筛查，早期诊断、早期治疗。如苯丙酮尿症患儿，在 1 个月内接受治疗，可不出现智力损害，半岁开始治疗智力可接近正常，1 岁以后开始治疗，可导致不可逆的重度智力低下（IQ 常在 50 以下）。

一、新生儿筛查的方法

新生儿疾病筛查的对象为所有在医疗保健机构出生的活产新生儿。血标本的采集采用血滤纸片法，从婴儿足跟采血滴至特制的滤纸片上制成血斑，自然晾干，置于密封袋内。采血时间为生后 72 小时后，7 天之内，并充分哺乳，由于各种原因未采血者（早产儿、低体重儿、正在治疗疾病的新生儿、提前出院者等），采血时间一般不超过 20 天。滤纸干血片应当在采集后及时递送至新生儿疾病筛查中心进行检测。筛查机构对可疑阳性或阳性患儿应立即进行召回，提供进一步确诊或鉴别诊断服务。当确诊患儿接到告知后，应当要求患儿立即接受治疗，直至成长为健康的社会人，保证新生儿疾病筛查的社会效果。

二、常见新生儿筛查的项目

1. 苯丙酮尿症　是新生儿疾病筛查领域中最实用、最经典的病种。

苯丙酮尿症是由于先天性缺乏苯丙氨酸羟化酶，导致苯丙氨酸（Phe）代谢障碍，使 Phe 在体内蓄积，影响大脑和神经系统的发育，造成不可逆的智力损伤。本病在新生儿期缺乏特异性症状，这给早期诊断带来困难。若等到出现临床症状时才开始治疗，这时患儿智力已造成不可逆损伤。只有通过新生儿疾病筛查才能做到早期发现，及时诊断、尽早治疗，使患儿智力发育正常。

苯丙酮尿症筛查以 Phe 浓度作为筛查指标，筛查方法主要有荧光分析法、定量酶法、细菌抑制法和串联质谱法等。Phe 浓度的阳性切割值根据实验室及试剂盒而定，一般大于 120μmol/L（2mg/dl）为筛查阳性。筛查阳性者应及时进行复查或采静脉血定期测定 Phe 浓度。在正常摄入蛋白质情况下，血 Phe 浓度持续 >360μmol/L 两次以上者，均应给予低苯丙氨酸饮食治疗，定期检测血 Phe 浓度，监测生长发育、智力发育情况，这样至少持续到青春期，提倡终身治疗，且开始治疗的年龄越小，预后就越好。血 Phe 浓度≤360μmol/L 需定期随访观察。

2. 先天性甲状腺功能减退症　亦称呆小症，是由于先天性甲状腺发育障碍导致甲状腺功能减退，体内甲状腺素缺乏，而造成中枢神经系统和体格发育广泛受损，表现智力低下和生长发育迟缓。新生儿期多无明显表现，最开始临床指征也缺乏特异性。未及时治疗将导致精神发育迟滞，且神经系统损伤导致的智力障碍是不可逆的。新生儿疾病筛查是此病早期诊断和早期治疗的最佳措施。

先天性甲状腺功能减退症常用促甲状腺素（TSH）作为筛查指标。筛查方法为时间分辨免疫荧光分析法、酶免疫荧光分析法和酶联免疫吸附法。TSH 浓度阳性切割值根据实验室及试剂盒而定，一般大于 10～20mU/L 时为筛查阳性。筛查阳性者应及时抽取静脉血测定 TSH 和 FT$_4$（游离甲状腺素）浓度，血 TSH 高者，FT$_4$ 低者，诊断为先天性甲状腺功能减退症，应给予左甲状腺素（L-T$_4$）治疗。患儿如能在出生 3 个月内得到确诊和治疗，80% 以上的患儿可智力发育正常或接近正常。年龄较大的患儿即使再进行治疗，智力也很难完全恢复。

3. 新生儿听力障碍筛查　听力障碍是常见的出生缺陷之一，发病率约为 0.3%，每年约有 6 万名严重听力障碍患儿出生。新生儿听力筛查是早期发现新生儿听力障碍，开展早期诊断和早期干预的有效措施。

筛查的方法采用耳声发射仪或自动听性脑干反应仪。该方法操作简单、便捷、且无创伤，易于普及接受。新生儿听力障碍筛查实行初筛和复筛 2 阶段筛查法，即出生后 48 小时至出院前完成初筛，未通过者及漏筛者于 42 天内再进行双耳复筛。复筛仍未通过者须在出生后 3 个月内转诊至省级卫生行政部门指定的听力诊治机构进一步确诊，确诊听力损伤后及时给予干预。如果在出生 6 个月内被及时发现患有听力障碍，可及早使用助听器或进行人工耳蜗植入手术等，这些措施可帮助孩子建立必要的语言刺激环境，降低语言发育障碍的发生。

本章小结

　　出生缺陷是指婴儿出生前已发生的身体形态结构、功能、代谢、精神、行为等方面的异常。影响出生缺陷的因素有遗传因素、环境因素以及遗传和环境因素的共同影响。出生缺陷逐渐成为婴儿死亡的主要原因，是儿童残疾的重要原因，出生缺陷的疾病负担巨大，因此，对出生缺陷必须实施干预。出生缺陷干预工程，是提高出生人口素质的一个重要举措。世界卫生组织提出出生缺陷的三级预防概念，一级预防是指防止出生缺陷儿的发生，二级预防是指减少出生缺陷儿的出生，三级预防是指对出生缺陷患儿的治疗。

优生咨询是指为准备结婚、准备生育及已经怀孕的夫妇提供优生技术指导服务，包括婚前咨询、孕前咨询、孕产期咨询。婚前优生咨询是在婚前医学检查的基础上进行优生咨询与指导。孕前优生咨询是孕前保健的重要组成部分，是为准备怀孕的夫妇提供健康教育与咨询、健康状况评估、健康指导为主要内容的保健服务。孕产期优生咨询是指导咨询对象在孕产期内建立一个最佳的环境，避免不良因素的影响。

产前筛查是指通过经济、简便和无创的检测方法，针对发病率高、病情严重的遗传性疾病或先天畸形，对孕妇进行广泛的检测，检出子代具有出生缺陷高风险的孕妇。凡35岁以下孕妇均为筛查对象。产前筛查只是胎儿畸形和缺陷的风险评估，经过筛查被归入高风险人群的孕妇，要进一步产前诊断。产前筛查的疾病包括唐氏综合征、18三体综合征和开放性神经管缺陷等，主要实现方式是孕妇血清学筛查和超声筛查。

产前诊断是对胚胎或胎儿出生前是否患有某种遗传病或先天畸形作出准确的诊断。产前诊断方法可分为物理学方法、细胞遗传学方法、生物化学方法，后两类方法是通过绒毛活检术、羊膜穿刺术、脐血管穿刺术等技术，获取绒毛、羊水、脐带血等检测标本，对这些标本进行细胞遗传学检查、生化分析，判断胎儿是否遗传缺陷或先天畸形。

新生儿疾病筛查是指在新生儿期对严重危害新生儿健康的先天性、遗传性疾病施行专项检查，提供早期诊断和治疗的母婴保健技术。全部活产新生儿都是新生儿疾病筛查的对象。血标本的采集采用血滤纸片法。常见新生儿疾病筛查的病种包括苯丙酮尿症、先天性甲状腺功能减退症和新生儿听力障碍。

（田廷科）

自测题

1. 下列**不属于**出生缺陷的是（　　　）
   A. 新生儿黄疸　　　　　　　　　B. 苯丙酮尿症
   C. 先天性聋哑　　　　　　　　　D. 18三体综合征
   E. 无脑儿

2. 邓女士生了一个马蹄足内翻的儿子，马蹄足属于（　　　）
   A. 先天代谢缺陷　　　　　　　　B. 四肢缺陷
   C. 神经系统缺陷　　　　　　　　D. 消化系统缺陷
   E. 皮肤缺陷

3. 下列属于形态结构异常的出生缺陷是（　　　）
   A. 先天性耳聋　　　　　　　　　B. 智力低下
   C. 唇裂　　　　　　　　　　　　D. 先天性失明
   E. 全身性白化病

4. 下列属于出生缺陷一级预防措施的是（　　　）
   A. 婚前医学检查　　　　　　　　B. 产前诊断
   C. 新生儿疾病筛查　　　　　　　D. 选择性人工流产

E. 出生缺陷的早期治疗

5. 王女士的同事生了一个唐氏综合征的孩子,她与男友恋爱一年,计划结婚,咨询婚后是否会生出唐氏综合征的孩子,这种咨询属于(   )

A. 婚前优生咨询　　　　　　　　B. 孕前优生咨询

C. 产前优生咨询　　　　　　　　D. 一般遗传咨询

E. 回顾性遗传咨询

6. 下列疾病应暂缓结婚的是(   )

A. 近亲婚配　　　　　　　　　　B. 重度智力低下

C. 麻风病　　　　　　　　　　　D. 精神分裂症

E. 患有无法矫治的生殖器官畸形

7. 某妇幼保健机构对新婚夫妇开展妊娠前期知识讲座,为了更好孕育下一代,应选择的女性最佳生育年龄为(   )

A. 18～20 岁　　　　B. 21～23 岁　　　　C. 25～29 岁

D. 26～30 岁　　　　E. 30 岁以上

8. 王女士停经 6 周,经医院检查确诊为早孕,下列饮食**不恰当**的是(   )

A. 清淡适口饮食　　　　　　　　B. 少食多餐

C. 辛辣与刺激性食物　　　　　　D. 增补叶酸

E. 新鲜蔬菜水果

9. 李女士夫妇来做孕前检查,下列**不属于**孕前检查的内容是(   )

A. 常规体格检查　　　　　　　　B. 双方生殖系统检查

C. 遗传性疾病专项检查　　　　　D. 询问双方家庭的健康状况

E. 头颅 CT 检查

10. 首次产前检查的开始时间(   )

A. 停经 6 周　　　　　　　　　　B. 停经 12 周

C. 确诊妊娠时　　　　　　　　　D. 停经 20 周

E. 确认妊娠后任一时间

11. 目前**不能**用产前筛查检测出的疾病是(   )

A. 无脑儿　　　　　　　　　　　B. 脊柱裂

C. 先天性甲状腺功能低下症　　　D. 18 三体综合征

E. 21 三体综合征

12. 下列**不属于**产前筛查标志物的是(   )

A. 甲胎蛋白　　　　　　　　　　B. 游离 β- 促绒毛膜性腺激素

C. 妊娠相关血浆蛋白　　　　　　D. 非结合雌三醇

E. 苯丙氨酸

13. 当羊水中甲胎蛋白(AFP)浓度过高时,可能意味着胎儿是(   )

A. 无脑儿　　　　　　　　　　　B. 开放性脊柱裂

C. 脊髓脊膜膨出　　　　　　　　D. 死胎

E. 以上都有可能

14. 下列**不属于**产前诊断的指征是(   )

A. 夫妇一方为染色体平衡易位携带者孕妇

B. 35 岁以上高龄孕妇

C. 因社会习俗要求预测胎儿性别者

D. 羊水过多或过少的孕妇

E. 有原因不明的流产史或死胎史的孕妇

15. 郑女士已怀孕 16 周,因怀疑胎儿为开放性神经管畸形,需检测甲胎蛋白的浓度,取材为(　　)

A. 羊水脱落细胞　　　　　　　　B. 绒毛

C. 脐带血　　　　　　　　　　　D. 孕妇血

E. 羊水

16. 肖女士孕 8 周,因怀疑胎儿为 21 三体综合征患儿,需做染色体核型分析,取材为(　　)

A. 绒毛　　　　　　　　　　　　B. 羊水脱落细胞

C. 脐血清　　　　　　　　　　　D. 孕妇血

E. 羊水上清液

17. 对孕妇和胎儿无创的产前诊断方法是(　　)

A. B 超检查　　　　　　　　　　B. 羊膜腔穿刺术

C. 绒毛活检术　　　　　　　　　D. 经皮脐血管穿刺术

E. X 线检查

18. 可直接观察胎儿体表畸形的产前诊断方法是(　　)

A. 羊膜腔穿刺术　　　　　　　　B. 绒毛活检术

C. B 超检查　　　　　　　　　　D. 胎儿镜检查

E. X 线检查

19. 孕 16～18 周时需为胎儿做染色体检查,应采取(　　)

A. B 型超声扫描　　　　　　　　B. 绒毛取样

C. 羊膜穿刺　　　　　　　　　　D. 胎儿镜检查

E. 脐静脉穿刺

20. 关于新生儿疾病筛查的描述错误的是(　　)

A. 筛查目的是及早发现疾病,获得最佳治疗效果

B. 每例活产婴儿是筛查对象

C. 筛查的病种发病率不高,难以治疗

D. 血标本的采集采用血滤纸片法

E. 筛查的方法简便易行,准确度高

21. 新生儿疾病筛查,血标本的采集采血时间是(　　)

A. 新生儿一出生立即采血　　　　B. 新生儿出生 24 小时后采血

C. 新生儿充分哺乳后采血　　　　D. 新生儿出生 72 小时内采血

E. 新生儿出生 72 小时之后,且充分哺乳后采血

22. 新生儿苯丙酮尿症筛查指标是(　　)

A. 血苯丙氨酸浓度　　　　　　　B. 血苯丙氨酸羟化酶浓度

C. 血苯丙酮酸浓度　　　　　　　D. 血苯乙酸浓度

E. 血苯乳酸浓度

23. 新生儿甲状腺功能低下症筛查指标是（　　　）

    A. 血抗甲状腺球蛋白浓度　　　　B. 血三碘甲状腺原氨酸浓度

    C. 血四碘甲状腺原氨酸浓度　　　　D. 血促甲状腺激素浓度

    E. 血甲状腺素浓度

24. 新生儿听力障碍筛查（　　　）

    A. 新生儿出生即可立即进行

    B. 新生儿出院前确定结果

    C. 实行两阶段筛查确定结果

    D. 实行两阶段筛查后、进一步诊断方可确定结果

    E. 新生儿听力障碍可药物治疗

实 训 指 导

实训一　人类非显带染色体核型分析

【实训目的】

1. 掌握正常人体细胞非显带染色体核型分析方法。
2. 熟悉人类染色体的形态数目和分组特征。
3. 培养学生具有认真的工作态度。

【实训前准备】

教师准备：写出教案，制作课件并做好教学设计。

学生准备：复习人类染色体核型分组的知识。

用物准备：人类染色体标本片、人类体细胞非显带染色体放大照片、显微镜、剪刀、镊子、胶水、铅笔、橡皮、核型分析报告单。

【过程与方法】

（一）非显带染色体识别特征

根据人类染色体分组及主要形态特征，掌握各组染色体的识别特征。重点观察染色体大小、着丝粒位置、有无副缢痕或者随体等主要形态特征。

实训表1　人类染色体分组及主要形态特征

组号	染色体号	大小	着丝粒位置	次缢痕	随体	可鉴别程度
A	1～3	最大	中央（1、3号）亚中（2号）	1号常见	—	可鉴别
B	4～5	大	亚中	—	—	难鉴别
C	6～12、X	中等	亚中	9号常见	—	难鉴别
D	13～15	中等	近端	—	有	难鉴别
E	16～18	较小	中央（16号）亚中（17、18号）	—	—	16号可鉴别 17、18号难鉴别
F	19～20	小	中央	—	—	难鉴别
G	21～22、Y	最小	近端	—	21、22号有 Y无	可鉴别

（二）观察人类染色体标本片

取一片人类染色体标本片，先在低倍镜下观察，可见许多大小不等，染成紫色或紫红色的间期细胞核和分散在其间的中期分裂象，选择染色体形态良好，分散适中的分裂象，移至视野中央，换油镜观察染色体的形态特征。

（三）非显带染色体核型分析

1. 计数　每人取两张人类体细胞非显带染色体放大照片（一张作对照，一张作分析剪贴用）（实训图1），首先计数染色体总数，确定有无染色体数目异常。

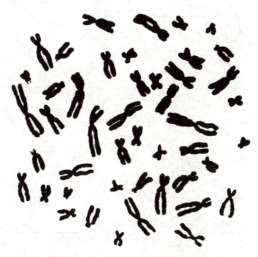

实训图1　人类非显带染色体照片

2. 分组编号　根据染色体的相对长度和着丝粒位置等形态特征，在染色体照片上，将染色体用铅笔标记分组，先找A组、B组和G组，然后依次识别F、D、E组，最后辨认C组。

3. 剪贴　将染色体逐个剪下，依次排列于报告单中。

4. 核对调整　染色体排列后，要反复核对，如有差错，可进行调整，直到满意为止。

5. 粘贴　用牙签沾少许胶水，将染色体由大到小，按组别和序号贴于报告单上，注意染色体短臂朝上，长臂朝下，着丝粒的位置应在同一条直线上。

6. 分析结果　核型记录，先写出染色体总数，再写","号，最后写性染色体组成等，如：46，XY，正常男性核型。

（四）注意事项

1. 按染色体轮廓剪成长方形，以便排列、配对和粘贴。

2. 操作时，不要对剪下的染色体打喷嚏、咳嗽、大声说话，以免把染色体吹跑遗失。

3. 粘贴时，一对染色体要排列紧密，不要有间隙，而每对染色体间要有间隙。

4. 将性染色体排列在G组旁。

【实训报告】

即剪贴好的人类染色体核型分析报告单（实训图2）。

染色体核型分析报告单

姓名_____ 班级_____ 学号_____

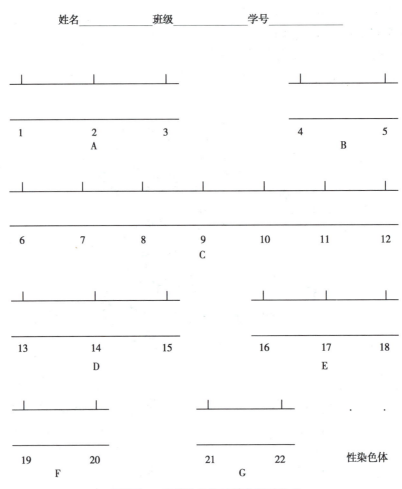

实训图 2　人类染色体核型分析报告单

实训二　细胞有丝分裂

【实训目的】

1. 通过对植物细胞和动物细胞有丝分裂切片的观察，掌握细胞有丝分裂过程及其特点。

2. 学会使用显微镜和绘生物图的方法。

3. 培养学生认真观察事物的学习态度。

【实训前准备】

教师准备：写出教案，制作课件并做好教学设计。

学生准备：复习细胞有丝分裂过程的知识。

用物准备：显微镜、洋葱根尖纵切片、马蛔虫子宫切片。

【过程与方法】

（一）观察植物细胞的有丝分裂

观察洋葱根尖切片标本，先用低倍镜找到根尖较前端生长点部位进行观察，此处细胞略呈方形，排列紧密，染色较深，该处可见到许多处于不同分裂期的细胞。转换高倍镜观察，可见间期及有丝分裂各期的细胞，各期特点如下：

间期：细胞核呈圆形，核膜清楚，核内染色质分布较均匀，呈细网状。由于染色质易与碱性染料结合，故细胞核的染色比细胞质为深。核中可见到 1～3 个染色较浅的呈球状的核仁。

前期：细胞核较间期膨大，核内染色质逐渐螺旋化为丝状的染色体，其后染色体丝进一步缩短变粗，形成一定形态和结构的染色体（这时的每条染色体由两条染色单体组成，但在光镜下一般不易看清），核膜、核仁逐渐消失。

中期：在纺锤丝的牵拉下，染色体的着丝粒排列在赤道面上，染色体臂达到最短最粗，呈粗线状或短棒状。

后期：每条染色体的着丝粒一分为二，在细胞两极各有一组染色体（这时的每条染色体由一条染色单体组成），染色体臂都朝向细胞中部。

末期：在细胞两极的染色体逐步解螺旋为丝状的染色体，核膜、核仁逐渐出现，一个细胞里有两个细胞核，其间隐约有一个细胞板，逐步形成两个子细胞的细胞壁，细胞一分为二。

（二）观察动物细胞的有丝分裂

用显微镜观察马蛔虫子宫切片标本，在低倍镜下可见许多受精卵细胞，细胞的外面有卵壳，细胞与卵壳之间的腔叫卵壳腔。每个细胞呈圆形，在高倍镜下辨认处于不同的分裂时期的细胞，注意与植物细胞有丝分裂各期特点进行比较。

前期：染色体出现，着色较深，中心粒已分裂为二，向两极移动，形成纺锤体。在前期结束时，核膜及核仁消失。

中期：此时染色体形态最典型，排列在赤道面上。从细胞侧面观察，可见染色体在赤道面上排列成一条线；从细胞极面观察，可见染色体形态达最短最粗，均匀分散在细胞中部，数目很清楚。

后期：各染色体已纵裂为二，分别向两极移动，在细胞两极形成两组染色体，细胞膜在细胞赤道面凹陷，细胞已开始分裂。

末期：细胞两极的染色体解螺旋形成染色质，核膜、核仁重现，重新组成的两个细胞核，凹陷的细胞膜融合，细胞一分为二。

（三）注意事项

1. 仔细观察，可先找出处于细胞分裂期中期的细胞，然后再找出前期、后期、末期的细胞。注意观察各个时期细胞内染色体变化的特点。

2. 在一个视野里，往往不容易找全有丝分裂过程中各个时期的细胞。如果是这样，可以慢慢地移动装片，从邻近的细胞中寻找。

【实训报告】

1. 绘制植物细胞有丝分裂前期、中期、后期和末期图。

2. 绘制动物细胞有丝分裂前期、中期、后期和末期图。

实训三 人类遗传病
（录像或课件）

【实训目的】

1．通过观看，使学生进一步直观的掌握人类遗传病的概念、特征和分类。

2．熟悉常见遗传病的主要临床特征，为遗传病的临床诊断和咨询奠定基础。

3．培养学生对预防遗传病发生的责任感，树立优生意识。

【实训前准备】

教师准备：做好教学设计。

学生准备：复习人类遗传病的分类（常染色体隐性遗传病、常染色体显性遗传病、X连锁显性遗传病、X连锁隐性遗传病、染色体病、多基因遗传病）及主要特点。

用物准备：电教设备（电脑、录像机、播放机等）、人类遗传病的音像播放教材（录像或课件）。

【过程与方法】

1．教师简要介绍实验课程播放的遗传病内容和观看需要记录的事项等。

2．学生观看人类遗传病的音像教材。

3．学生观看病例，教师讲解分析遗传特点。

4．学生课后讨论、分析、总结典型的遗传病例。

【实训报告】

根据观看内容，选取至少5种遗传病例进行分析，写出遗传病分析报告。

实训表2 遗传病分析报告

疾病名称	
主要临床表现	
绘制系谱	
遗传方式	
遗传特点	
预防原则	

实训四 单基因遗传病的系谱分析

【实训目的】

1．学会系谱绘制、分析的方法，能正确分析单基因病的遗传方式。

2．掌握单基因遗传病的系谱特点和常见病例。

3．培养学生的综合分析能力。

【实训前准备】

教师准备：写出教案，制作课件并做好教学设计。

学生准备：复习各种单基因遗传病的系谱特点

用物准备：单基因系谱图、铅笔、尺子、实验报告纸等。

【过程与方法】

（一）判断下列各系谱的遗传方式，分析先证者及其父母的基因型，并说出下列系谱各有什么特点？

1. 系谱一

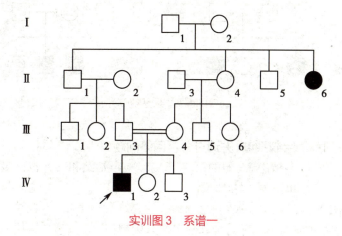

实训图 3　系谱一

2. 系谱二

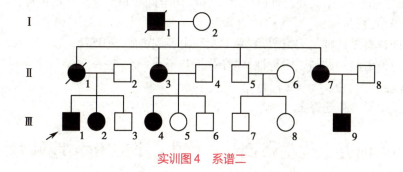

实训图 4　系谱二

3. 系谱三

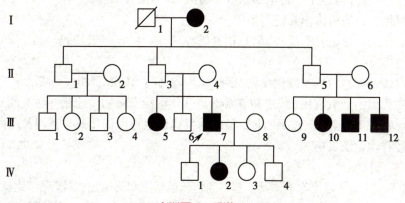

实训图 5　系谱三

4. 系谱四

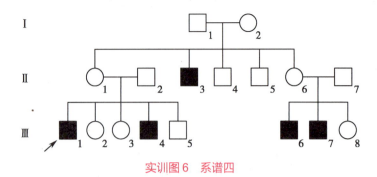

实训图6　系谱四

（二）根据下列病例绘制系谱，并通过分析回答问题

1. 先证者为一女性多指患者，她的祖父、父亲、一个姑姑和女儿也是多指患者，先证者的母亲、伯父、一个姑姑和一弟一妹都正常。

（1）绘出系谱图。

（2）判断遗传方式并写出先证者及其父母的基因型。

（3）如果先证者与一正常女性婚配，其子女的再发风险为多少？

2. 先证者为一男性血友病 A 患者，通过调查发现：先证者的一个弟弟、一个舅舅和一个姨家表弟均为患者，先证者的外祖父母、父母、两个妹妹和一个舅舅均正常。

（1）绘出系谱图。

（2）判断该病属何种传递方式，在系谱上写出各成员的基因型。

（3）若先证者的妹妹与正常男性婚配，分析其子女再发风险。

【实验报告】

根据题意，写出各题答案。

实训五　优生咨询——优生咨询门诊实地见习

【见习目的】

1. 熟悉优生咨询的一般程序与方法。

2. 对典型病例，能运用遗传学知识给予婚姻、计划生育指导。

3. 了解优生咨询门诊应具备的条件。

4. 培养学生对待患者的爱心、耐心和责任心。

【见习内容】

1. 参观优生咨询门诊的硬件设施；了解优生咨询门诊的人员构成情况。

2. 优生咨询的一般程序：病史和家系询问→体格检查→初步诊断→必要的专科检查和特殊的实验室检查→确诊→按照遗传学原理对发病风险作出估计→与咨询者商讨对策。

3. 填写咨询记录表格。

【注意事项】

在优生咨询时，见习生除了要具备基本的遗传学基础和临床知识外，还应注意以下几点：

1. 对咨询者必须亲切、热情、严肃、负责，并注意为咨询者保密，要注意咨询者的心理状

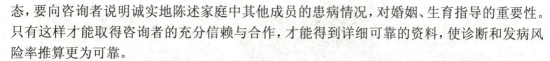

态,要向咨询者说明诚实地陈述家庭中其他成员的患病情况,对婚姻、生育指导的重要性。只有这样才能取得咨询者的充分信赖与合作,才能得到详细可靠的资料,使诊断和发病风险率推算更为可靠。

2.对咨询者提出的问题,不要轻易地作出判断,应先详细询问病史和家系,建议做必要的专科检查和特殊检查,对所有资料进行综合分析,排除各种可能之后再作判断,最后回答咨询者所提出的问题。同时向他(她)们讲解有关的科学知识,使他(她)们能自觉地按照医生的要求去安排自己的婚姻、生育问题。

3.与咨询者谈话时,要言谈有度,不要随便应用白痴、兔唇等词语,或其他具有恶性刺激的语言来形容患者和特征。要充分理解患者的心情和心理状态,不要损伤他(她)们的自尊心。

4.按照遗传类型和遗传方式推算的发病风险,仅仅表示后代患病的概率,下一个孩子究竟是否患病,医生不能也不该作出保证,有的可建议孕期进行产前诊断。对于婚姻和生育,不但应该科学地说明道理,而且应该坦率地交换意见。

【见习报告】

1.病例分析

(1)一位育龄女性因外伤致右脚趾受伤,随即拍X线片来确定伤情,确诊为趾骨骨折,第二天发现已怀孕4周,想要孩子又担心孩子不健康,便前往优生咨询科进行咨询,请问需要给予优生咨询时的流程如何?这个孩子是否能保留呢?

(2)一位育龄女性因感冒服用“感康”药物治疗,服药三天(每天三次,一次一粒)后,感冒好转停止继续服药,但是却发现已怀孕6周,担心孩子受药物致畸,前往咨询,请问医生在提出优生建议时,需要有哪些注意事项?

(3)一对年轻夫妻结婚一年内怀孕一次,却自然流产,想咨询怎样能孕育健康孩子?请给出科学建议?

2.妊娠过程中,唐氏筛查和神经管筛查的最佳时间在什么时候?唐氏筛查的方法有哪些?

(赵文忠)

附录　自测题参考答案

1. A　　2. C　　3. A　　4. C　　5. A　　6. C　　7. B　　8. D　　9. B　　10. A

1. D　　2. A　　3. E　　4. B　　5. A　　6. B　　7. E　　8. C　　9. C　　10. D
11. C　　12. D　　13. C　　14. C　　15. C　　16. B　　17. E　　18. B　　19. C　　20. A
21. C　　22. A　　23. D　　24. E

1. D　　2. B　　3. D　　4. D　　5. C　　6. A　　7. A　　8. B　　9. B　　10. D
11. D　　12. C　　13. E　　14. D　　15. D　　16. C　　17. B　　18. D　　19. C　　20. A

1. C　　2. A　　3. C　　4. B　　5. D　　6. B　　7. B　　8. B　　9. A　　10. D
11. B　　12. C　　13. A　　14. A　　15. C　　16. B　　17. C　　18. B　　19. B　　20. D

1. B　　2. D　　3. E　　4. A　　5. A　　6. A　　7. B　　8. D　　9. C　　10. A
11. E　　12. A　　13. D　　14. D　　15. E　　16. A　　17. E　　18. E　　19. A　　20. B

1. C　　2. A　　3. B　　4. B　　5. A　　6. A　　7. A　　8. E　　9. D　　10. E
11. B　　12. A　　13. B　　14. A　　15. D　　16. A　　17. C　　18. A　　19. E　　20. B

1. A　　2. B　　3. C　　4. A　　5. A　　6. C　　7. C　　8. C　　9. E　　10. B
11. C　　12. E　　13. E　　14. C　　15. E　　16. A　　17. A　　18. D　　19. C　　20. C
21. E　　22. A　　23. E　　24. D

教 学 大 纲

一、课程性质

遗传与优生是中等卫生职业教育助产专业母婴保健专业方向课程。本课程的主要内容包括医学遗传学基本知识，遗传病的基本规律、发病机制和传递方式、主要临床表现和特点；影响优生的因素、优生优育的理论和方法。本课程的主要任务是培养学生掌握助产工作，尤其是母婴保健工作所必备的有关遗传及优生的基本理论、基本知识和基本技能，能够运用相关知识初步进行遗传与优生的咨询和指导，配合医生进行产前诊断。本课程先修课程包括解剖学基础、生理学基础，同步和后续课程包括药物学基础、产科学基础和母婴保健等。

二、课程目标

通过本课程的学习，学生能够达到下列要求：

（一）职业素养目标

1. 具有辩证唯物主义的生命观和整体观。

2. 具有良好的职业素养、求真务实的态度、科学的思维能力和创新精神。

3. 具有刻苦勤奋、认真操作、独立观察、独立思考、敢于创新的学习态度。

4. 具有终身学习的理念，具有高尚的道德和团结协作的精神，为母婴保健工作打好基础。

5. 初步具备收集和处理信息的能力及进行遗传与优生咨询、婚育和优生指导的能力。

（二）专业知识和技能目标

1. 了解遗传的分子学基础和细胞学基础。

2. 熟悉遗传的基本规律。

3. 掌握常见遗传病的主要临床表现、传递方式和特点。

4. 了解遗传病的诊断、治疗和预防方法。

5. 熟悉影响优生的非遗传因素。

6. 熟练掌握人类染色体核型分析。

7. 初步学会进行遗传与优生咨询和协助医生进行产前诊断。

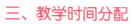

三、教学时间分配

教学内容	学时		
	理论	实践	合计
一、绪论	2		2
二、遗传的物质基础	7	2	9
三、遗传的基本规律	3		3
四、人类常见遗传病	6	2	8
五、遗传病的诊断、治疗与预防	3		3
六、影响优生的非遗传因素	3		3
七、实现优生的重要途径——出生缺陷干预	6	2	8
合计	30	6	36

四、课程内容和要求

单元	教学内容	教学要求	教学活动参考	参考学时	
				理论	实践
一、绪论	（一）医学遗传学概述 1. 医学遗传学的概念 2. 医学遗传学的研究范围 3. 医学遗传学的研究方法 （二）优生学概述 1. 优生学的概念 2. 优生学的分类 3. 优生学发展简史 4. 现代优生学的研究范围 （三）应用于优生学的辅助生殖技术 1. 精子库与人工授精 2. 胚胎移植与植入前遗传学诊断	熟悉 了解 熟悉 掌握 了解 了解 了解 了解 了解	理论讲授 多媒体演示	2	
二、遗传的物质基础	（一）遗传的分子基础 1. DNA 的化学组成、结构与功能 2. 基因 3. 基因突变 （二）人类染色体 1. 人类染色体的形态特征 2. 人类染色体核型 3. 性染色质 （三）细胞增殖周期 1. 细胞增殖周期的概念 2. 细胞增殖周期各时期的特点 3. 有丝分裂的生物学意义 （四）减数分裂与配子发生 1. 减数分裂 2. 配子发生	熟悉 掌握 熟悉 熟悉 掌握 掌握 掌握 熟悉 熟悉 熟悉 掌握	理论讲授 多媒体演示 讨论	7	

续表

单元	教学内容	教学要求	教学活动参考	参考学时 理论	参考学时 实践
二、遗传的物质基础	实训一　人类非显带染色体核型分析 实训二　细胞有丝分裂	熟练掌握 熟练掌握	讲解 演示 分析讨论 技能训练		2
三、遗传的基本规律	（一）分离定律 1.分离现象 2.对分离现象的遗传分析 3.分离定律的应用 （二）自由组合定律 1.自由组合现象 2.对自由组合现象的遗传分析 3.自由组合定律的应用 （三）连锁与互换定律 1.完全连锁遗传 2.不完全连锁遗传 3.连锁与互换定律的应用	 了解 掌握 熟悉 了解 掌握 熟悉 了解 了解 熟悉	理论讲授 多媒体演示 案例分析 分析讨论	3	
四、人类常见遗传病	（一）遗传性疾病概述 1.遗传病的概念和特点 2.疾病发生中的遗传因素与环境因素 3.遗传病的分类 （二）染色体病 1.染色体畸变 2.常见染色体病 （三）单基因遗传病 1.常染色体显性遗传病 2.常染色体隐性遗传病 3.X连锁显性遗传病 4.X连锁隐性遗传病 5.Y连锁遗传病 （四）多基因遗传病 1.易患性与发病阈值 2.遗传度 3.多基因遗传的特点 4.多基因遗传病发病风险的估计 （五）分子病与遗传性代谢性缺陷 1.分子病 2.遗传性代谢缺陷	 熟悉 掌握 了解 熟悉 掌握 掌握 掌握 掌握 掌握 掌握 了解 掌握 熟悉 熟悉 掌握 掌握	理论讲授 多媒体演示 案例分析 分析讨论 技能实践	6	
	实训三　人类遗传病（录像或课件） 实训四　单基因遗传病的系谱分析	熟练掌握 熟练掌握	讲解 演示 分析讨论 技能训练		2

单元	教学内容	教学要求	教学活动参考	参考学时	
				理论	实践
五、遗传病的诊断、治疗与预防	（一）遗传病的诊断		理论讲授 多媒体演示 案例分析 分析讨论 技能实践	3	
	1. 临床诊断	熟悉			
	2. 系谱分析	掌握			
	3. 细胞遗传学检查	熟悉			
	4. 生物化学检查	了解			
	5. 基因诊断	了解			
	6. 皮纹分析	了解			
	（二）遗传病的治疗				
	1. 手术治疗	熟悉			
	2. 药物治疗	熟悉			
	3. 饮食治疗	熟悉			
	4. 基因治疗	了解			
	（三）遗传咨询				
	1. 遗传咨询概述	了解			
	2. 遗传咨询对象	熟悉			
	3. 遗传咨询分类	熟悉			
	4. 遗传咨询过程	了解			
	（四）遗传病的预防				
	1. 避免接触致畸因子	了解			
	2. 遗传病群体普查	了解			
	3. 携带者检出	了解			
	4. 婚姻指导与生育指导	了解			
	5. 新生儿筛查及症状出现前预防	了解			
六、影响优生的非遗传因素	（一）理化因素		理论讲授 多媒体演示 案例分析 分析讨论	3	
	1. 物理因素	了解			
	2. 化学因素	了解			
	（二）生物因素				
	1. 风疹病毒感染	掌握			
	2. 巨细胞病毒感染	掌握			
	3. 人类免疫缺陷病毒感染	掌握			
	4. 淋病奈瑟菌感染	掌握			
	5. 弓形虫感染	熟悉			
	（三）营养因素				
	1. 营养对生殖功能及生殖细胞的影响	熟悉			
	2. 营养对胎儿生长发育的影响	熟悉			
	3. 孕期的营养需求	掌握			
	（四）药物因素				
	1. 药物对胎儿的影响	掌握			
	2. 致畸药物种类及致畸表现	掌握			
	3. 孕期用药安全与基本原则	掌握			

续表

单元	教学内容	教学要求	教学活动参考	参考学时	
				理论	实践
六、影响优生的非遗传因素	（五）不良嗜好				
	1. 吸烟	熟悉			
	2. 酗酒	熟悉			
	3. 吸毒	熟悉			
	（六）心理因素				
	1. 孕妇的心理特点	熟悉			
	2. 心理因素对胎儿生长发育的影响	熟悉			
七、实现优生的重要途径——出生缺陷干预	（一）出生缺陷		理论讲授 多媒体演示 案例分析 分析讨论 技能实践	6	
	1. 出生缺陷的概念	了解			
	2. 出生缺陷的类型	了解			
	3. 出生缺陷发生的原因	熟悉			
	4. 我国出生缺陷的发生现状	了解			
	（二）出生缺陷干预				
	1. 出生缺陷干预的重要性与紧迫性	了解			
	2. 出生缺陷干预的三级预防措施	掌握			
	（三）优生咨询				
	1. 婚前优生咨询	熟悉			
	2. 孕前优生咨询	熟悉			
	3. 孕期优生咨询	熟悉			
	（四）产前筛查				
	1. 产前筛查概述	了解			
	2. 产前筛查的标志物	熟悉			
	3. 产前筛查的方法	熟悉			
	4. 产前筛查的结果判定和处理	了解			
	（五）产前诊断				
	1. 产前诊断概念	了解			
	2. 产前诊断的适应证	熟悉			
	3. 产前诊断方法	熟悉			
	（六）新生儿疾病筛查				
	1. 新生儿筛查的方法	熟悉			
	2. 常见新生儿筛查的项目	熟悉			
	实训五 优生咨询——优生咨询门诊实地见习	学会	分析讨论 技能训练		2

五、说明

（一）教学安排

本教学大纲主要供中等卫生职业教育助产专业教学使用，第二学期开设，总学时为 36 学时，其中教学 30 学时，实践教学 6 学时。

（二）教学要求

1. 本课程对理论部分教学要求分为掌握、熟悉、了解 3 个层次。掌握：指对基本知识、

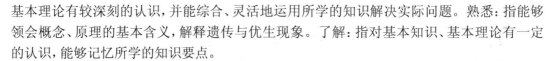

基本理论有较深刻的认识,并能综合、灵活地运用所学的知识解决实际问题。熟悉:指能够领会概念、原理的基本含义,解释遗传与优生现象。了解:指对基本知识、基本理论有一定的认识,能够记忆所学的知识要点。

2.本课程重点突出以岗位胜任力为导向的教学理念,在实践技能方面分为熟练掌握和学会2个层次。熟练掌握:指能独立、规范地解决染色体标本制作与观察,完成核型分析。学会:指在教师的指导下能初步进行遗传咨询。

（三）教学建议

本课程依据助产专业母婴保健岗位的工作任务、职业能力要求,强化理论实践一体化,突出"做中学、做中教"职业教育特色,根据助产专业培养目标、教学内容和学生的学习特点,结合本地区、学校和学生实际,提倡项目教学、案例教学、角色扮演、情景教学等方法,创造性地进行教学,引导学生积极、主动、有效地学习。

1.理论教学与实验教学相结合　在教学过程中,加强学生理论与实践结合的能力。以工作任务引领设计教学活动,以提高学生的学习兴趣和动手能力。

2.充分利用校内外实训基地,设计教学情景,收集典型案例,将学生自主学习、合作学习和教师引导教学等教学组织形式有机地结合起来,提高学生遗传咨询、婚姻与生育指导的能力。

3.提倡采用讲授、讨论、演示、调查等多种方法,以及运用教具模型、角色扮演、案例分析、动画资源等手段,将课程内容以学生喜闻乐见的形式讲解透彻。

4.注重学科间的相互渗透　如解剖学基础、生理学基础、药物学基础等课程,它们的基本理论、基本原理与本课程有密切联系,是学习本课程的知识基础。因此,加强学科间的渗透,有利于学生进一步理解生命本质、建立科学的自然观和思维方法,逐步形成正确的世界观。

5.教学过程中,要根据课程目标和具体教学目标,不仅关注学生对知识、技能的理解和掌握以及能力的提高,更要关注学生情感、态度与价值观的形成和发展。可通过测验、实验报告、技能考核和理论考试等多种形式对学生职业素养、专业知识和技能进行综合考评。应体现评价主体的多元化、评价过程的多元化、评价方式的多元化。

中英文名词对照索引

主要参考文献

[1] 朱正威,赵占良. 遗传与进化. 2版. 北京:人民教育出版社,2007.

[2] 于全勇. 遗传与优生. 北京:中国医药科技出版社,2013.

[3] 周德华. 遗传与优育学基础. 2版. 北京:人民卫生出版社,2008.

[4] 叶佩岷,赵占良. 生物. 2版. 北京:人民教育出版社,2003.

[5] 朱正威,赵占良. 生物. 北京:人民教育出版社,2004.

[6] 康晓慧. 医学生物学. 北京:人民卫生出版社,2003.

[7] 凌诒萍. 细胞遗传学. 北京:人民卫生出版社,2004.

[8] 张丽华. 细胞生物学和医学遗传学. 4版. 北京:人民卫生出版社,2013.

[9] 宋小青. 优生优育与母婴保健. 北京:人民卫生出版社,2014.

[10] 杨保胜,郭化山. 医学遗传与优生. 北京:人民军医出版社,2011.

[11] 康晓慧. 遗传与优生. 北京:人民卫生出版社,2002.

[12] 胡玉璋,郭清. 优生优育优教读本. 北京:人民卫生出版社,2012.

[13] 刘晓丹. 计划生育工作手册. 北京:人民卫生出版社,2010.

[14] 高江原,贾亚利. 医学遗传与优生. 2版. 北京:人民军医出版社,2012.

[15] 李芬,王和. 优生学. 北京:人民卫生出版社,2014.

[16] 潘凯元. 遗传与优生学基础. 北京:科学出版社,2014.

[17] 林小珊. 医学遗传学基础. 北京:人民卫生出版社,2013.

[18] 刘俊涛. 介入性产前诊断技术. 北京:人民军医出版社,2012.

[19] 田廷科. 医学遗传学. 北京:中国中医药出版社,2013.

[20] 李芝兰,薛红丽. 出生缺陷干预手册. 兰州:兰州大学出版社,2009.

[21] 王雁. 优生优育导论. 北京:教育科学出版社,2003.

[22] 边旭明. 产科诊疗常规. 北京:人民卫生出版社,2013.

[23] 吴国宝,邓鼎森. 生物学. 西安:第四军医大学出版社,2012.